U0369298

兰州大学教材建设基金项目
兰州大学医学人文系列教材

主　编　唐秀华
副主编　雍　婧
编　委　李晓凤　张婷婷

医学伦理学案例教程

MEDICIAL ETHICS CASE STUDY

医学人文系列教材编委会组成人员

主　　任　王维平

副主任　张云德　张新平　宋焱峰

执行主任　张云德

编　　委　杨　静　张　艺　乔　昆　唐秀华
　　　　　郭鹏军　张晓兰　秦仪燕

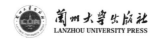

兰州大学出版社
LANZHOU UNIVERSITY PRESS

图书在版编目（CIP）数据

医学伦理学案例教程 / 唐秀华主编. -- 兰州 ：兰
州大学出版社，2018.12
ISBN 978-7-311-05528-8

Ⅰ．①医… Ⅱ．①唐… Ⅲ．①医学伦理学－教材
Ⅳ．①R-052

中国版本图书馆CIP数据核字(2018)第302687号

策划编辑　梁建萍
责任编辑　王颢瑾
封面设计　陈　文

书　　名　医学伦理学案例教程
作　　者　唐秀华　主编
出版发行　兰州大学出版社　（地址：兰州市天水南路222号　730000）
电　　话　0931-8912613(总编办公室)　　0931-8617156(营销中心)
　　　　　0931-8914298(读者服务部)
网　　址　http://press.lzu.edu.cn
电子信箱　press@lzu.edu.cn
印　　刷　兰州银声印务有限公司
开　　本　787 mm×1092 mm　1/16
印　　张　11.5
字　　数　240千
版　　次　2019年1月第1版
印　　次　2019年1月第1次印刷
书　　号　ISBN 978-7-311-05528-8
定　　价　32.00元

总　序

　　医学的本质是人学，作为研究人类健康与疾病的科学，医学在本质上具有两重性：一方面，表现为其内在的科学性；另一方面，它无时无刻都需要人文精神的滋养与维护，又表现出其内在的人学特性。医学从来都不是一门与社会文化和人文精神无关的纯自然科学，特别是在高科技的临床应用取得重大成果之后，医学也因在很大程度上忽视人文关怀而付出了沉重的代价。特别是近年来发生的医患关系纠纷个案中，大多同医务人员的情感、爱心、同情心、责任心、法律意识以及知识面都有一定关系。正如世界医学教育联合会在《福冈宣言》中所指出的："所有医生必须学会交流和人际关系的技能。缺少共鸣（同情）应该看作与技术不够一样，是无能力的表现。"医务人员只有走出"健康维修工"的错误认知，将对患者治疗的过程从修理机器零部件转向人与人的交流，才能真正实现作为医生的人对作为患者的人的帮助和鼓励，促进医患关系和谐发展，减少医疗纠纷和医疗事故的发生。

　　医学模式作为人们思考和研究医学问题时所必须遵循的总的原则和基本出发点，是人们从总体上认识健康和疾病以及相互转化的哲学观点，它包括健康观、疾病观、诊断观、治疗观等，影响着特定时期整个医学工作的思维及行为方式，从而使医学带有一定的倾向性、习惯化的风格和特征。不同历史发展阶段有着不同的医学模式，每次医学模式的转型也必然带来一系列关于医疗与健康认识及行为方面的重大变革。人们依据医学模式的发展来解决人类的健康与疾病问题，确定诊断标准，选择治疗手段，解释疾病发生、发展及其转归的机制，进而形成相应的理论。目前的"生物—心理—社会医学模式"从自然和社会两个方面揭示了人的本质属性，即人既是自然界的人——生物人，又是生活在一定社会中的人——社会人；因此，新的医学模式主张在更高的层次上把人作为一个整体来认识，从生物学、心理学、社会学等诸多范畴来认识人类的健康疾病，认识医学的功能，从而对医生的知识结构和整个素质提出新的要求，既要提高其专业素质，也要提高其人文素养。医学教育必须遵循这种医学模式来组织教学、设置课程、培养医生。不仅应该培养医学生的科学精神，还要培养他们的人文精神。

医学人文是一种围绕医学发展，与医疗现象密不可分，并且与文化传统、伦理道德、法律规范和人们的生活方式、交往方式、认知方式及行为方式等息息相关的精神和价值取向，包括人们对生命及个人的独特价值的尊重，对自然及文化传统的关怀，对人的整体性的认同，对不同观念的宽容，对群体合作生活的真诚态度等。随着社会的发展，充满人性关怀的医学人文精神越来越在现代医疗进程中发挥重大作用。正如著名医史学家西格里斯（H. Sigerist，1892—1957）曾做出的精辟论述："医学的目的是社会的，它的目的不仅是治疗疾病使某个机体康复，还是使人调整以适应他的环境成为一个有用的社会成员。每一个医学行动始终涉及两类当事人：医生和病人，或者更广泛地说，医学团体和社会，医学无非是这两群人之间多方面的关系。"现代研究表明，除了生物、分子和遗传等方面的致病因素外，社会行为是致病的重要因素。这一研究结论揭示出医学中的人文部分已成为医学行为与医学教育中不可忽视的重要内容。

在本系列教材成书之际，感谢兰州大学教务处给予的资助，也感谢兰州大学医学院、兰州大学基础医学院、兰州大学马克思主义学院领导对我们的大力支持，同时特别感谢兰州大学党委郭琦副书记从立项、编写、审定、出版过程中给予的指导与支持，也感谢编委会全体成员和各教材编写组各位成员的积极努力。由于编写时间和编写人员水平有限，本书难免存在一些不足之处，还望广大读者不吝赐教，以便今后修改完善。

医学人文系列教材编委会

2018 年 11 月 8 日

目　　录

第一章　绪论

案例1-1：

一个怀第一胎的妇女，子宫颈口发生病变，许多专家都诊断为宫颈癌，需做切除手术，如此胎儿就保不住了。小两口抱头痛哭。丈夫问："能不开刀吗？"妻子问："等生完孩子再开刀行吗？"林巧稚苦苦思索：还有没有别的办法？她查阅大量资料，并与病理科反复核对，仔细检查患者，终于做出暂不手术的决定。她对患者说："你放心，我一个星期给你查一次。"她认为断定该孕妇患癌症的科学根据并不充分。由于试剂和仪器设备的限制，现有的细胞分裂只能说明有发展成为癌的可能性，但不能就此断定为癌症。临床症状可能是一种妊娠反应。

有人劝林巧稚："何必为一个普通患者冒这么大的风险？"林巧稚说："切除孕妇的子宫是不能重复的实验，我的责任就是要对患者负责。只能治好病，而不能给患者带来不幸。"之后经过数月的观察和必要的防止措施，婴儿平安降生，产妇宫颈口病变也消失了。林巧稚深有感触地对同事们说："有时开了刀，治好了他的病，但他并不快乐，因为他得到了生命，却失去了幸福。医生不仅要治病，而且要关心患者的幸福。"

为了铭记林大夫的恩情，这对夫妇给孩子起名叫"念林"。①

思考：

林巧稚大夫的做法有意义吗？她为什么做出了案例中的选择？

分析：

医生的人文关怀素质是非常重要的。正如中国著名妇产科专家林巧稚医生所说，"医生不仅要治病，而且要关心患者的幸福"。

林巧稚大夫就是践行这种原则的楷模，她不仅医术高明，而且医德、医风、奉献精神更是有口皆碑。

林巧稚大夫树立了做一个优秀医生的丰碑，怎样才能成为一名优秀的医生呢？一名优秀的医生应该具备什么样的素质？这实质上就是《医学伦理学》这门学科所关注的问题。

---

① 中华医学网.http://medline.org.cn/globalSearch/globalSearch.

第一节 医学伦理学的内涵

一、医学伦理学的含义

医学伦理学与我们的生命、健康、生活和幸福息息相关，医学伦理学是什么呢？医学伦理学（Medical Ethics）是伦理学的一个分支，是医学和伦理学交叉的边缘学科，属于应用伦理学的范畴。医学伦理学不同于医德但又包括医德，它是一般伦理学原理在医学实践中的具体运用，是运用一般伦理学的道德原则，解决医疗实践和医学科学发展中人与人之间、医学与社会之间的关系问题而形成的一门科学。简单来说，医学伦理学就是研究医学道德的科学。

二、医学伦理学的研究对象

医学伦理学是以医学领域中的道德现象（即医学道德意识现象、医学道德活动现象和医学道德规范现象）和道德关系为自己的研究对象，而道德现象又是道德关系的反映。因此，医学伦理学又是研究医学道德关系的一门学科。总体来说，医学伦理学的研究对象是医学领域中的医学道德现象和医学道德关系。

（一）医学道德现象

1.医德意识现象

医德意识现象是指人们的医德思想、观点和理论，也称医德理论。主要阐明医德的对象、作用和特点，医德的起源、本质和发展规律，研究历史上古今中外各个社会、各个阶级的医德现象及其内容，揭示医德的特点，以及它与医学科学、医学心理学、法学和生命伦理学等的关系，树立和发扬科学的医德风尚。

2.医德规范现象

医德规范现象是指在一定社会条件下，在医学领域中指导和评价人们行为的准则，主要通过医德同社会物质生活条件来阐述医德的基本原则、规范和范畴，包括一般医德规范和具体医德规范。一般医德规范适应性广，可以使各级各类医务人员具有共同的行为准则，解决普遍性的问题。具体医德规范针对性强，可以使不同的医务人员各有所从，明确各自必须遵守的特有的行为准则，解决特殊性的问题。

3.医德活动现象

医德活动现象指在医学领域的活动中，人们按照一定的善恶观念而进行的医德评价、医德教育和医德修养。主要阐明在医学领域中依据医德理论和观念对自己、对人们的医疗和医学实践活动进行道德评价的标准，研究将医德理论转化为医德实践的条件，指出进行医德教育和医德修养的正确途径和方法，提高医学的道德水平。

（二）医学道德关系

1.医患关系

医患关系，即医务人员与患者（包括患者的家属）之间的关系。医患关系是最基本、最重要的医德关系。随着生产力的发展和人类文明的进步，社会已经发展成为一个既高度分工又高度融合的系统，作为劳动分工之一的医学职业与其他职业相辅相成。医者的衣、食、住、行等需求的满足，必须以全心全意为社会成员的健康服务为前提。医患关系只能是服务与被服务的关系，舍此，便失去了医学职业存在的必要性和医学工作者赖以生存的基本方式。

医患关系不仅受医学职业的影响，而且受社会制度和体制的影响，甚至后者的影响更明显、更重要。同时，社会文化、个人素质、认知和利益等因素也会影响医患关系。因此，由医学职业所确定的服务与被服务的医患关系必然在不同的社会条件下染上各异的色彩，单纯的医患关系会加入复杂的因素。理想的团结互助、平等友爱的医患模式必然与现实的复杂多样的医患状况存在差距和矛盾。医患关系的发展规律是什么？当前社会主义中国处理医患关系的道德原则和规范是什么？如何改善医患关系，使其最大限度地趋向和接近理想水平？这就是医学伦理学研究的重要课题。

2.医际关系

医际关系，即医务人员相互之间的关系。医际关系是在医患关系基础上发展起来的关系，随着社会和医学的发展，医际关系日益突出。近现代医学活动是任何个人都不可能独立完成的，它必须依靠医生、护士、检验人员、管理人员及全体卫生界成员的协同工作和密切配合。医疗质量的高低不仅取决于医学工作者个人的德才学识，而且取决于医际关系的合作及医疗团体的凝聚力。同时，医际关系与医学工作者的身心健康和全面发展密切相关。因此，怎样建立合理的道德规范，对医学工作者进行有效的道德教育和培养，使医际关系趋向最理想的状态，这就要求我们必须高度重视医际关系的研究。

3.医社关系

医社关系，即医务人员与社会之间的关系。医德关系不是孤立的，而是在自然和社会的双重背景下产生、发展和变化的。因此，医德关系必须重视自然环境和社会环境，尤其是社会环境。社会环境对医德关系的影响，首先表现为不同社会形态的社会关系对医德关系的影响。完整的医德关系及其重要原则规范必然反映社会的经济、制度和意识等。

4.医科关系

医科关系，即医务人员与医学科学发展之间的关系。生命现象是目前人类最难解释的奥秘，医学研究的对象恰恰是特有这一高级生命形式的人类及其组成形式。医学具有特殊性和复杂性，它既不像纯粹的科学，但它又离不开科学。医学研究面临着很多难题，如人体试验、生殖工程技术、基因的诊断与治疗等，都涉及医学工作者在何种情况下参与、是否合乎道德等一系列伦理问题。医学工作者所从事的医学研究必须考虑将生理因素、心理因素、社会因素和环境因素等加以整合，从而构建更全面、更系统、更合理、更符合生命规律、更适合人体健康维护和疾病诊断、治疗和预防的新的医学知识体系，最终使人类的健康和幸福能真正得到保证和保障。医学工作者与医学科学发展之间的关系，成为医学伦理学的主要研究对象。

三、医学伦理学的主要内容

（一）医学道德的基本理论

1.医学道德的起源、本质、特点、发生发展规律、社会作用与影响、医学历史中出现的医学道德现象及其背景。

2.医学伦理学的基本理论包括医学美德论、医学功利论、医学义务论、生命论和医学人道论等。

3.医学伦理学的发展趋势：医学伦理学随着医学实践和医学科技的发展，经历了医德学、近现代医学伦理学和生命伦理学等重要发展阶段，仍处在不断发展的过程中。

（二）医学道德的规范体系

1.医德原则包括尊重原则、自主原则、公正原则、不伤害原则、有利原则、知情同意原则、诊疗最优化原则等。

2.医德规范由医德原则、医德准则和医德范畴三个部分组成。

3.医德范畴主要包括权利和义务、责任和良心、功利和荣誉、审慎和保密等范畴。

（三）医学道德的基本实践

1.医学道德教育和修养。

2.医德评价的标准和方法。

3.医学临床道德实践。

4.医学科研道德实践。

5.卫生保健医德实践。

6.现代医学发展伦理难题。

四、医学伦理学的特点

医学伦理学不仅具有一般伦理道德的共同特点，还具有自身显著的特点。

（一）实践性

医学伦理学是与医学实践密切相关的学科。医学伦理学的医德理论、医德原则和规范等都来源于医学的实践活动，是对医学实践中的道德关系、道德意识、道德行为的概括和说明，是在长期的医疗活动中形成、发展的。医学伦理学内容的发展也是医学实践和科学发展提出的客观要求。例如，医学伦理学内容由美德论、义务论向公益论、生命价值论的扩展和重心的转移，就是由医学实践和医学科学的不断进步推动的。医学实践既是医学伦理学的基础、动力，又是医学伦理学的目的和检验医学伦理学理论正确性的唯一标准。

（二）继承性

道德作为社会意识形态具有历史继承性，因而医学伦理学也具有历史继承性。弘扬伦理道德是医学进步的基本条件和重要标志，是贯穿医学发展史的一条主线。无论是西方古希腊的《希波克拉底誓言》，还是中国唐代孙思邈的《大医精诚》，都是医德规范的典籍，"救死扶伤""为医者仁"等伦理道德原则为医学工作者自觉地继承、恪守，在医学事业的发展中不断发扬光大。

（三）时代性

道德作为社会意识形态，是由社会存在决定的。医学伦理学的理论、原则、规范也深刻反映时代的经济、社会要求和医学科学的发展和进步。医学的发展，不仅表现为诊治疾病手段的进步，而且表现为医学道德的进步，与新的预防、诊断、治疗方法相对应的伦理原则的制定是医学道德进步的重要标志。任何时代的医学道德都与特定的社会背景相联系，都为解决该时代的具体问题而存在。在古代，给妇女堕胎被认为是违反道德的，在当代，为维护社会和妇女自身的利益开展的计划生育手术则是道德之举。医德原则、医德规范、医德评价、医德教育都是时代的产物，都不能脱离时代而存在。

（四）人道性

人道主义是医学伦理学的永恒主题。医学从产生到现如今，始终把治病救人、促进人类健康作为自己的目的，古今医者都把尊重病人的健康和生命作为自己的行为准则。在医学伦理学的历史发展中，不管是义务论、公益论，还是生命价值论，都体现着医学人道主义思想的深化和发展。

五、医学伦理学的历史发展

医学伦理学的发展经历了不同的阶段，主要包括医德学、近现代医学伦理学和生命伦理学这几个重要阶段。

医德学是医学伦理学的初始阶段，亦是传统意义上的医学伦理学。我国古代和西方中世纪以前的医学伦理学都属于医德学。医德学主要是指"医生道德学"，是以个体医生为主体、医患关系为重点的医疗职业道德，医德学也包括范围广泛的职业戒规，是对医生道德和义务的要求，没有形成真正的理论体系，因此，还不是一门完整的学科。但是，它所形成的优良医德传统被后世所继承，并为近代医学伦理学的诞生和发展奠定了基础。例如，中国古代医家的济世救人和珍爱生命的仁爱精神、执心以正和不为名利的道德修养、普同一等和尊重同道的谦和态度、博极医源和精勤不倦的敬业精神等。再如，被尊称为西医之父的古希腊著名医学家希波克拉底，他的《希波克拉底誓言》成为西方医学道德的规范。

近现代医学伦理学是以英国的托马斯·帕茨瓦尔的《医学伦理学》于1803年的出版为标志的。此时，医学已经发展成为一种集体和社会事业，它研究的医患关系是以医生为主体的人群和以病人为中心的群体之间的关系，同时也研究医学团体与社会以及科学发展的关系。因此，近现代医学伦理学除了美德和义务的理论和内容外，还增加了公益论。

生命伦理学是近现代医学伦理学的进一步发展和完善，20世纪60年代形成于美国，它的出现与医学高科技发展带来的医学道德难题有关，它的理论基础除了美德论、义务论和公益论外，还有价值论。生命伦理学研究的内容由医疗职业扩大到整个卫生保健领域，由维护人的生命扩大到人类生命之外的生命，使医学伦理学进入了一个崭新的阶段。

第二节 医学伦理学的意义

医学伦理学的存在和不断发展，是由医学伦理学的神圣使命和医学伦理学的重要作用决定的。

一、医学伦理学的神圣使命

（一）医学的神圣使命

"健康所系，性命相托"，这是医学的崇高使命。这一使命决定了对医务人员道德品质的特殊要求。它要求医务人员不仅要牢牢掌握现代医学理论和医学技术，能在临床实践中独立分析和解决各种问题，而且要求所有的医务工作者应该具有高尚的道德情操，有良好的政治思想品质和良好的修养，有吃苦奉献的精神，有较高的道德水准，即德才兼备。如果只有"才"而没有德，或者道德水准低，那么在这样一个人命关天的特殊岗位，就会出现不可设想的后果，问题涉及的不仅仅是一个病人、一个家庭，而是对整个社会的影响。为此，广大医学生一定要重视对该门学科的学习与研究。学好它的内容，领悟它的真谛，是将来成才的重要前提。

（二）医学实践和人类需要呼唤医学伦理学

在我们的生活中，每个人与医院、医生都有着直接或间接的联系。人的生老病死，每一环节几乎都与医院、医生难分难解。女人分娩、病人求医、老人临终，都是生命中最脆弱的时刻，最需要人性的温暖。已故美国著名医生刘易斯·托马斯所著《最年轻的科学——观察科学的札记》一书中，阐述了托马斯对20世纪中叶以来治疗技术的进步持充分肯定的态度，但同时认为，代价是巨大的……这代价便是医疗方式的"非人化"，医生和病人之间的亲密关系一去不复返了。现在的医生不再接触病人，也不再有时间和兴趣同病人谈话，取而代之的是各种复杂的机器，它们横在医生和病人之间，把两者的距离越拉越远。住院病人仿佛不再是人，而成了一个号码，在医院这个迷宫里，他们随时有迷失的危险，不知什么时候会被放在担架上推到一个不该去的地方。托马斯懂得，技术再发达，病人仍然需要医生那种给人以希望的温柔的触摸，那种无所不包的从容的长谈。

由于医学高新技术的迅速发展，对医学伦理学提出了许多新的问题，如人们可以操纵基因、精子、卵子、受精卵、胚胎、人脑、人体和控制人的行为等。医学技术是一把双刃剑，既可以正确使用，也可以被人滥用。是否正确使用，将关系和影响子孙后代的利益和医学发展的方向。

（三）医学伦理学是优秀医生必备的素质

"医乃仁术"，这是我国传统儒家的仁义与医学本质的完美结合。纵观医学史，历代医家皆以"医乃仁术"为宗旨。唐代名医孙思邈的《大医精诚》，可谓中国古代的医学伦理名著。他指出，只有具备"精"和"诚"的医家才是"大医"，即高尚而优秀的医家。所谓"精"，就是指医生要具有精湛的医术。所谓"诚"，就是指医生应具备高尚的医德。医术是医生治病救人、服务病人的基本功能，医生若无活人之术，救死扶伤就会成为一句空话。孙思邈在《备急千金要方·序》中说："人命至重，有贵千金，一方济之，德逾于此。"以此强调医生必须"先发大慈恻隐之心，誓愿普救含灵之苦"。医乃仁术，就是说，治病救人是天职，敬畏生命是天道。晋代杨泉在《物理论》中提出："夫医者，非仁爱不可托也；非聪明理达不可任也；非廉洁淳良不可信也。""医乃仁术，无德不立。"医者的医德与医术是相通的，而且是相得益彰的。只有有仁爱之心的人，才有仁爱之德，只有仁爱之德，才能修炼成仁爱之术。

医学教育的目的，就是培养医术精湛、医德高尚的高素质医学人才。

二、医学伦理学的重要作用

1.维护作用

医学服务的对象和目的是维护人的健康。医德水准之高低，直接影响人的生活质量和生命的安全。所以，医德高尚、医术精湛、关心病人、爱岗敬业、有强烈责任心的医务人员，就会真正起到人类健康"守护神"的作用。

2.协调作用

医务人员在医疗服务的过程中，通过医学原则和规范，调节医务人员之间、医患之间以及医务人员与社会之间的关系。在医学服务中，医务人员发挥团队精神，尊重病人，爱护病人，协调各种关系，战胜疾病，维护人类健康。

3.约束作用

医务人员具备高尚医学道德修养，表现在把救死扶伤作为自己神圣义务的内心信息，因而能形成一种自觉的、自我约束的医学行为。

4.促进作用

医学道德作为一种特殊意识形态，它既是医学实践的产物，又能够促进医疗护理质量的提高，改善医院管理。

第三节　医学人文精神的培育

当前，医患纠纷乃至由此引发的恶性伤医事件不时发生，令公众如芒在背。透过众多个案纷繁复杂的表象，探寻医患矛盾产生的根源时可以发现，医学人文精神的缺失恰是症结所在。这种缺失，体现在部分医务人员的工作中，与个人修养、职业操守相关，也与社会教育缺失、理念错位、医疗体制机制的不尽完善相关。这种缺失，也存在于很多患者心中，既是浮躁心态的缩影，也反映了公众对医学认识的不足。因而，它不仅是一个医学问题、教育问题，更是一个社会问题。

发展医学伦理学的核心问题就是加强医学的人文精神。医学人文精神就是以病人为本的精神，强调一切从人性出发，强调在医疗过程中对人的关心、关怀和尊重。

在物质生活日益现代化的今天，人文精神的失落是不争的事实。医疗的体制机制以及其他相关因素导致医生花费更多的时间在实验室里，而不是在病床前与病人交流。因此，在医学人文精神被现代科学技术的洪流冲刷下失去其往日光辉的今天，我们要努力扬起医学科学与医学人文精神相结合的风帆，在科学发展中唤回医学人文关怀。

一、全心全意服务患者

医学是一门充满了人文精神的科学，抽去了人文精神，医学就失去了灵魂。同时，一个不具备人文精神的医生，就不是一名合格的医生。医学人文是让医学成为爱的产物，让医学成为温暖的科学。但人文素质不是天生造就的，要靠后天教育养成。知识是外在的东西，只有让知识进入人的认知本体，经内化后体现在日常行为之中，才能称之为素质。所以，看一位医务人员人文素质的高低，不是看他懂多少人文知识，而是看他在日常生活和医疗实践中体现了多少人文精神。医学教育的培养目标是医学人才，而医学人才的服务对象是人，医学人才所从事的是与人的健康和生命直接相关的疾病预防、诊断、治疗、康复工作。正所谓"生命所系，性命相托"，精英教育的第一要务是培养受教育者把全心全意为患者服务放在第一位。这是医学教育的任务，更是医学人文素质教育的任务。

希波克拉底说，医生有三件法宝：语言、药物、手术刀。现在，有的医生把第一件最重要的法宝丢掉了。中国医师协会对近 3 年来的医患纠纷事件进行过剖析，90%以上的纠纷源于沟通不畅或缺乏沟通。

我们倡导要给医生和患者时间，让他们有时间交流沟通；我们推进医学人文培训，就是让医生掌握和患者交流的方法和艺术；我们树立典范，就是要让医生学习行业楷模，尊重并关爱病人。

二、医者和患者共同培育

在医疗过程中，医患的关注点大不相同。英国曾针对医患双方的医学观念做过调查，患者普遍认为，医学无所不能，应该治愈"我"的疾病。而医生则认为，现代医学所能解决的疾病和健康问题是有限的，医疗实践充满了风险，成功与失败之间只有一步之遥。医者常强调医疗活动的风险与代价，患者往往看重医疗的关怀、照顾指标和感受，于是有了"医生来自火星，患者来自土星"之说。其实，医生与患者应达成共识：生老病死都是人生必须面对的事情，医学不是万能的。在疾病面前，医患目标是一致的，理应共同承担。在遇到疑难问题时，医患双方更要保持信任和沟通，不能把所有难题都推给某一方。而且，医生也应对患者坦言相告，尊重患者知情权，让他们了解治疗方式和预后的效果。医患双方相互指责是无益的，可以进行换位思考甚至换位体验，让医生更关注人情与人性，患者更关注代价与风险，这才是解决心理纠结之道。

要对医学生及普通公众进行医学人文教育，重要前提是我国的医疗体制改革必须赋予大医院真正的公益性。目前，我国大医院现存的医疗体制非常不利于对医学生和公众进行医学人文精神教育：现实情况与医学生所接受的医生职业素质教育是背道而驰的；同时，医院追求创收的市场化机制，会误导患者对医学人文精神的看法。面对疾病，医患是同一战壕里的战友，而不是在市场上进行交易的买卖双方。现存的"国有民营制"型的"公立医院"，是到了体制改革的关键时刻了！

三、营造良好医学人文精神氛围

当前的医患关系紧张，既有医生受市场利润导向影响的原因，也有医疗资源分配不公平的原因。目前，尽管国家对医疗卫生做了大量投资，但主要是投给患病的需方，而对供方及医院投入很少，且大多限于场地和设备投资，医护人员实际收入的70%～80%要依靠医院创收。医院创收与医生收入密切挂钩这种状况如果不改变，将加剧各种变相的医疗卫生市场化、商业化、私有化趋势，导致医疗人文精神的沉沦，并为医疗腐败提供滋生的土壤和温床。

培育医学人文精神，营造良好的氛围及空间，要明确公立医院的公益性，其核心就是医护人员的合理收入应出自知识价值与高技术劳动的报酬，而非"创收"，同时还应该建立一个严格的监督体制来评估医生的职业道德和行为，重点是要问责、奖罚分明。医生是一个崇高的职业，其实每个人的职业道德怎样，同行都看得出来，但现在就是没有相应的机制来规范和提高医务人员的自律意识。另外，营造医学人文的氛围需要合力：公众要提高人文素养与科学素养，理性对待医学并不是无所不能的科学；行业协会要重视医务人员人文素养的培养和考核；社会要尊重医务人员，促进尊医风尚的形成。

第二章 医学伦理学的历史发展

人类文明发展史上，医学伦理学是伴随着人类医疗实践活动产生，并不断发展完善的。医学伦理学在不断发展、完善过程中，涌现出了一大批中外名医名家，他们崇高的医德为医学伦理学发展做出了突出贡献。在当代医学伦理的发展过程中，继承和弘扬中国传统医学伦理学思想的精华与优良传统，同时借鉴外国医学伦理的宝贵经验和优异成果，对促进当代我国医学伦理学的建设和发展有重要意义。

第一节 中国医学伦理学的形成与发展

一、中国古代医德思想的发展历程

（一）医德思想的萌芽时期

从原始社会晚期到奴隶社会初中期，包括传说中的五帝时期和夏朝是中国古代医德思想的萌芽阶段。

由于原始社会生产力水平较低，人们无法从本质上认清疾病，所以经常用神灵来解释和治疗某些疾病。后来，随着火的发明和使用，人们慢慢地掌握了一些治疗疾病的原始方法，比如热敷、火罐、包扎止血等方法，为了解毒，部分人也开始对各种野草野果进行尝试、验证。《帝王世纪·路史》中记载："伏羲画八卦……百病之理得以类推，乃尝味百药而制九针，以拯夭亡。"《淮南子·修务训》中记载："神农……尝百草之滋味，水泉之甘苦，令民知所避就，一日而遇七十毒。"从这些记载中就可以看出，在古代社会道德的影响下，早在原始社会时期，我国医学就以"以拯夭亡""令民知所避"作为目的。"伏羲制九针""神农尝百草"等等都表明当时的医家具有勇于探索和自我牺牲的崇高医德，人们已经认识到了医学的目的就是拯救生命。

（二）医德思想的形成时期

从奴隶社会末期到西汉时期，是中国古代医德思想的形成阶段。

这一时期，社会生产力有了较大发展，出现了社会分工，并且分工呈现出专业化和具体化的特点，有了一些专门从事医疗活动的医生，同时对他们的医德也有了严格要求。《周礼·王宫冢宰》中记载："十全为上，十失一次之，十失二次之，十失三次之，十失四为下。"这说明对医家的考查不单单只讲技术，还有医德作风等因素。《素问·征四失论》中指出："所以不十全者，精神不专，志意不理，内外相失，故时疑殆。"意思是说，医生不能取得十全的疗效，是因为在治病的时候不专心，没有把外在的病因和内在的病因结合起来。这些早期的记载都表明，医生行医必须认真负责、德才兼备。到了战国时期，社会生产力水平有了进一步提高，中国的社会、经济、文化得到了更高的发展，这时候产生了我国现存最早的一部医学典籍——《黄帝内经》，分《素问》和《灵枢》两部分，共18卷，126篇，其中有许多关于医德方面的论述。《黄帝内经》的问世，确立了我国古代医学伦理体系的雏形，标志着我国传统医德的初步形成。其中，《素问·疏五过论》中指出了五种医疗行为与医疗态度的过失以及医生必须具备的四种德行，"五过"与"四德"紧密相连，"无过即有德，重德可疏过"。《灵枢·师传》主要论述了医生的责任和良心。此外，在这个时期，我国进入百家争鸣的时期，儒家、道家、法家的思想也对医学伦理思想的发展产生了很大影响。儒家的代表人物孔子讲求仁学思想，儒家称医术为"仁术"。"医乃仁术"不仅体现医学人道主义精神，而且反映医学的社会职能和医生的职业道德特点。

（三）医德思想的发展时期

东汉至宋代是中国古代医德思想的发展阶段。东汉名医张仲景和唐代名医孙思邈是医家的著名代表。

张仲景（150—219年），东汉末年著名医学家，被后人尊称为"医圣"，南阳"五圣"[①]之一。他的《伤寒杂病论》是中国中医史上第一部理、法、方、药具备的经典，是中国第一部从理论到实践、确立辨证论治法则的医学专著，是中国医学史上影响最大的著作之一，是后来学者研习中医必备的经典著作，广泛受到医学生和临床医生的重视。他在《伤寒杂病论》中对医学的性质、宗旨、道德和发展进行了论述。《伤寒杂病论·序》中记载："上以疗君亲之疾，中可保身长全，下以救贫贱之厄。"他指出救人应该不分贫贱富贵，要具备"精究方术"与"爱人知人"的精神，对当时医学界"不留神医药"而"竞逐荣势""唯名利是务"的医疗作风进行了强烈谴责。此外，这一时期还有华佗、郭玉等医学大家，他们医术精湛，对患者关怀备至，医德高尚，被后人敬仰。

孙思邈，唐代著名医药学家、道士，被后人尊称为"药王"。唐朝建立后，孙思邈接受朝廷的邀请，与朝廷合作，开展医学活动，于唐高宗显庆四年（659年）完成了世界上第一部国家药典——《唐新本草》。孙思邈十分重视民间的医疗经验，不断走访，不断积累，及时记录，终于完成了他的著作——《备急千金要方》，又称《千金要方》。《备急千金要方》共30卷，233门，合方论5300首，开卷便是《大医习业论》和《大医精诚论》，这两篇比较全面地论述了从医的目的、医德品质、医患关系等伦理问题。《大医精诚论》中记载："凡大医治病，必当安神定志，无欲无求，先发大慈恻隐之心，誓愿普救含灵之苦。若有疾厄来求救者，不得问其贵贱贫富，长幼妍媸，怨亲善友，华夷愚智，普同一等，皆如至亲之想。"其中明确主张医家必须具备精湛的医术和不畏权贵、不谈钱财的高尚医德。孙思邈是古今医德医术堪称一流的名家，尤其对医德的强调，被后世的习医、业医者传为佳话。《备急千金要方》是中国唐代医学发展中具有代表性的巨著，对后世医学

---

①南阳五圣:谋圣姜子牙,商圣范蠡,科圣张衡,医圣张仲景,智圣诸葛亮。

道德的发展有着重大影响和贡献，并对日本、朝鲜医学的发展也有积极的作用。日本于1974年成立千金要方研究所，重新精印南宋本《备急千金要方》，并誉之为"人类之至宝"，更为美国、德国以及东南亚各国学者和理论研究者所关注。

（四）医德思想的相对完善时期

宋、元、明、清时期是中国医德思想的相对完善时期。这一时期，中国的封建社会进入后期，医药实践进一步丰富了医德思想。

这一时期，医药学家们对孙思邈提出的医德思想进行了进一步补充和发展。宋代的张杲（1149—1227年）广泛收集南宋以前的各种文史著作中有关医学的典故传说等资料，撰写了《医说》，全书共10卷，分49门，这是我国现存最早的载有大量医史人物传记和医学史料的书籍，该书发展和补充了孙思邈的医德思想。《医说》中有"医不贪色""医以救人为中心"等篇，明确指出医生的职责就是救人。到了明代，我国的医德规范、医德教育、医德理论发展已日趋完善、成熟。名医陈实功（1555—1636年）提出了医德守则——《医家五戒十要》，其中记载："凡病家大小贫富人等，请观者便可往之，勿得迟延厌弃，欲往而不往，不为平易。……凡乡井同道之士，不可生轻侮傲慢之心，切要谦和谨慎，年尊者恭敬之，有学者师事之，骄傲者逊让之，不及者荐拔之，如此自无谤怨，信和为贵也。"医家不但要医术高明，而且要医德高尚、作风正派，对同道之士谨慎谦和，对上进青年能提携爱戴，对患者无论穷富贵贱都能一视同仁，实属难能可贵。他对古代的名利观念、医学保密、学习作风以及同行关系的处理等都有论述，对我国医德有了系统的总结。此外，宋、元、明、清时期还涌现出一大批道德高尚的医学家，如李杲、刘完素、朱震亨以及李时珍四人被誉为"金元四大家"。

由此可以看出，中国医德思想博大精深、源远流长。我国从古代开始就十分重视医学伦理道德，我国古代医德思想历史悠久、丰富多彩、理论精深、日趋完善并自觉实践，不但为中国医学伦理学的发展奠定了基础，为后世树立了榜样，而且为世界医学伦理学的发展做出了重大贡献。

二、中国近代医学伦理学

鸦片战争以后，清政府的闭关锁国政策彻底失败，国门被打开，西方医学也广泛地传入中国。据统计，到1905年，全国已有教会医院166处，诊所241间。这一时期，中国既存在中国传统医德，也存在半殖民地半封建社会所特有的医德。由于当时特殊的国情，医学伦理思想也带有明显的民族主义、爱国主义和人道主义的特征，这一时期既孕育了旧民主主义医德，也催生了新民主主义医德。

1926年的《中国医学》刊有中华医学会制定的《医学伦理学法典》，全文共2339个字，其中涉及对一般医疗行为的论述，并论及经验不足的中国医生和经验丰富的外国护士之间的关系，这在20世纪早期全世界的医德规范中是少有的，体现了中国当时所特有的医学伦理观。1933年6月，上海国光印书局出版了由宋国宾主编的《医业伦理学》，这是我国第一部较系统的医学伦理学专著。《医业伦理学》阐述了医生人格、医患关系、同业关系和医生与社会关系的伦理主张等，他把才能、敬业、勤业和良好的仪表言辞作为医师的理想人格，重视应诊、治疗、健康人事指导、手术、医业秘密等伦理问题，注意"敬人"与"敬己"，强调医师对社会、国家应尽的义务，而且已经开始注意到安慰剂的作用和行为疗法等。

新民主主义革命时期，在中国共产党的领导下，我国医务工作者继承古代医家的优良传统，发扬救死扶伤的革命人道主义精神，把爱国主义和国际主义相结合，建立同志式的新型医患关系，使中国医学伦理道德跨入一个新的历史阶段。毛泽东同志为红色学校制定"培养政治坚定、技术优良的红色医生"的医学教育方针。1939年，毛泽东同志发表《纪念白求恩①》一文，指出"白求恩①同志是个医生，他以医疗为职业，对技术精益求精"，"白求恩同志毫不利己专门利人的精神，表现在他对工作的极端的负责任，对同志对人民的极端的热忱"。白求恩精神是这一时期我国医德思想的精髓。1941年，毛泽东同志又为延安医科大学题词——"救死扶伤，实行革命的人道主义"。这个题词也反映了当时我国医学伦理学的基本原则。

三、当代医学伦理学

新中国成立后，特别是改革开放以来，我国医学伦理学迅速发展，在弘扬传统医德的基础上，在全社会树立和确立起当代医德观。随着医学的不断发展，党和政府一方面制定了正确的卫生工作方针，规定医疗卫生工作必须为广大人民群众服务的方针，一方面对医务人员进行爱国主义和共产主义教育，使广大医务人员的思想觉悟和医德水平有了很大提高。新中国成立后，我国医学伦理学的发展大致经历了曲折前进的三个阶段。

（一）第一阶段（1949—1966年）：新中国成立后到"文革"前

新中国成立后，工作重心已经转移，面对新形势、新任务，防病治病、救死扶伤、全心全意为人民群众服务的医学伦理思想和医学伦理原则，在更加广泛的范围内得到体现和发展。1949年的《共同纲领》第48条规定了"提倡国民体育，推广医药卫生事业，并注意保护母亲、婴儿和儿童的健康"的任务。1954年，我国第一部《宪法》第93条明确规定："保护人民群众健康的权利，确定劳动者有权享受休息、休养、治疗和福利设施。"随着一系列法律法规的颁布实施，国家把人民群众健康的权利以法律形式确定下来，充分体现了国家全心全意为人民群众服务的医学伦理思想和医学伦理原则。

（二）第二阶段（1966—1976年）："文革"期间

"文革"期间，受一些错误思潮影响，社会主义医学人道主义精神遭到严重破坏。虽然医者毅然坚守着防病治病、救死扶伤、全心全意为全人民群众服务的原则，但是由于医疗体系被严重破坏，医疗事故屡有发生，医疗纠纷不断增加。因此，社会主义医学伦理学的发展受到了严重阻碍。

（三）第三阶段（1976至今）：20世纪70年代末至今

20世纪80年代，改革开放深入发展，中国学术领域的思想禁区开始逐渐被打破，西

---

①白求恩，加拿大人，1938年初为支援中国的抗日战争带领加美援华医疗队来到中国。他用精湛的医疗技术为中国的抗日军民服务，并为八路军培养了大批医务人员。后因在医治伤员时感染，于1939年11月12日在唐县黄石口村逝世。

方的医学学术成就被介绍到中国，这对促进我国医学伦理学的进一步发展有重要作用。在邱仁宗、杜治政等前辈的不懈努力下，这一阶段，我国学者开始医德研究，召开学术讨论会，各种医德著作相继出版，《医学与哲学》学术期刊于1980年创刊。1981年6月，在上海举行了第一次全国医学伦理道德学术讨论会，这次会议讨论主题涉及医学伦理学的意义、研究对象、医生道德规范等诸多领域，开启了"文革"后医学伦理学研究的先河。此次讨论会的主要成果是：向全国医药院校倡议开设医学伦理学课程。1981年9月，人民卫生出版社出版新中国成立以来的第一本医学伦理教材——《医德学概论》。同年10月，卫生部颁布了《中华人民共和国医院工作人员守则和医德规范》，该规范标志着我国社会主义医学道德规范的形成。1988年，北京大学医学部（原北京医科大学）成立了医学伦理学教育教学以及科研工作中心，开始进行医学伦理学科研和教学工作。同年10月，全国第五次医学伦理学讨论会暨中华医学会医学伦理学会成立大会在西安召开，标志着中国医学伦理学的理论队伍已经形成并走向正规。1988年，西安交通大学创办了《中国医学伦理学》杂志，这是我国首次创建，也是目前唯一的一本医学伦理学、生命伦理学的大型刊物，这一刊物为医学伦理学学术交流与共享提供了一个很好的平台。这一时期，中国医学伦理学得到了新中国成立以来的发展完善，但很大程度上还停留在理论研究层面，对实践层面的研究还比较缺乏。

20世纪90年代是中国医学伦理学发展的黄金时期。首先，学科和学术组织飞速发展。这一时期，学科地位提高、学科建设取得飞跃性发展、不同级别的医学伦理学研究会成立以及相关学术讨论会定期召开，极大地促进了学科和学术的发展，学科独立体系基本形成并不断成熟。其次，更加注重实践研究。这一阶段改变了上一阶段只注重理论层面研究的情况，更加注重实践研究，比如，对医学技术的发展带来的像安乐死、克隆等新技术进行深入的医学伦理学思考。最后，医学伦理相关法律法规更加完善成熟。1999年5月1日，《执业医师法》的颁布施行标志着我国的卫生事业已进入法制化轨道。此外，这一时期，由于医学高新技术的发展以及引入生命伦理学的新内容，医学伦理学进入了一个新的发展阶段，学者的学术走向分成两大部分：一部分专家学者坚持将国外的理论动态、医学伦理学和生命伦理学理论成果引入国内，将世界卫生组织（WHO）、世界医学组织理事会（CIOMS）等国际组织的各种宣言、准则等介绍给国内相关专业的研究人员、临床工作者和卫生政策制定者，并将国际热点问题的讨论也引入国内，试图将国际规范作为解决问题的途径，走普世价值的道路；另一部分学者则转向中国化探索，试图寻找汉文化语境下医学伦理学的新发展途径。学术领域的争论、学派之间交流，促进了国内医学伦理学和生命伦理学研究的繁荣。[1]

21世纪以来，中国医学伦理学发展呈现出明显的多元化趋势，研究领域更加广泛，各种规章制度也趋于具体化和实用性。2000年，中国卫生部医学伦理专家委员会成立，标志着我国全国性的医学伦理学学术组织建设有秩序地全面展开。随着科技不断创新，社会飞

---

[1]王洪奇.中国医学伦理学发展30年若干问题的反思[J].中国医学伦理学，2012(01)：18-21.

速发展，像器官移植、精子库、性别选择等领域也成为医学伦理学研究领域，进一步丰富和扩展了医学伦理学的研究领域。为了更好地把医学伦理学的基础理论应用于实践，各种规章制度也趋于具体化和实用性，比如，2003年科学技术部、卫生部颁布《人类胚胎干细胞研究伦理指导原则（中国）》。2005年10月，中国教科文卫体工会发出通知，要求在全国各级各类医疗卫生单位和广大医务工作者中开展以医德医风建设为核心的"加强医德建设，争当医德标兵"活动。同年11月28日，中国医师协会正式加入推行《医师宣言》活动，并发表了推行新世纪的医师职业精神——医师宣言倡议书，进一步促进了我国医学伦理学的发展和完善。2007年，国务院颁布《人体器官移植条例（中国）》。2010年，中央文献出版社出版了《中国医德》一书，作者是李奕林。2012年，党的十八大报告明确提出，要"提高医疗卫生队伍服务能力，加强医德医风建设"，充分体现了党中央对医德医风建设的重视。2017年4月，央视名嘴、卫生部特邀"健康知识宣传员"白岩松，在西安召开的中国整合医学大会上做了一场名为"医学与医德"演讲。白岩松在演讲中提到近年医患关系紧张的问题时说："中国只有两个职业是带'德'的，一个教师，一个医生。"这凸显了医德的重要性。2017年，习近平总书记在党的十九大报告中提出"健康中国"战略，这一战略对医生的伦理道德提出了更高更严格的要求。2018年，作为中国唯一专注于生命伦理学的大型刊物《中国医学伦理学》杂志，迎来了创刊30周年，在这个重要的时间节点上，对中国医学伦理学的发展进行反思，也是非常有意义的事情。

医学伦理学的创立是为了促进医学科学的进步与发展，是为了促进人类和睦相处，是为了提高国民健康并增进人们的幸福感。但是，随着科学技术进步、人与人之间关系纷繁复杂、影响健康的因素复杂化、卫生事业不断改革、全球化的推进，以及人们在民族、宗教、历史文化传统等方面的差异性造就的不同价值观，使医学实践中涉及的伦理问题更加错综复杂。医学伦理学面临着如何应对人类健康与生态、社会发展演变而引发的各种各样的伦理问题。新时代，人们对环境也提出了更高的要求，工业的进步带来的生态破坏、环境污染等问题，对人们的健康和生存安全构成了重大威胁。目前，伦理学、医学伦理学很大程度上还只是人类或者人际伦理，人和自然的关系还没有真正进入伦理学的视野。中国的医学伦理学经过不断地发展、完善，取得了重大成就，但是我们也应该看到，医学高新技术的发展必然也会引发更多更复杂的伦理问题，这对我国医学伦理学的发展是一把双刃剑，既有推动作用，也有挑战性。医学与医学体系中的伦理问题，需要伦理学研究者深入研究，也需要全社会的关注与参与。实现可持续发展与改善人类健康福祉，医学伦理学研究任重而道远。

第二节　我国医学道德的优良传统

案例2-1：

白求恩，华益慰，一个生于加拿大，一个长在中国；一个殉职于抗日战火，一个奉献在和平时期。虽然他们国籍不同、经历不同、所处的环境不同，但却有着一个相同的职业

——医务工作，有着一个共同的称呼——共产党人。白求恩的事迹家喻户晓，华益慰则是中国当代的白求恩。华益慰是北京军区总医院原外一科主任，是军内外知名的医学专家，从医56年，一心扑在临床一线。他从不摆专家的架子，每次就诊都耐心解答患者的每一个问题，认真记下患者的每一处细微变化。在他眼里，患者都是亲人，没有高低之分、贵贱之别。年过七旬的华益慰仍然坚持每年做100多台手术，用高尚的医德和高超的技术为医生这个神圣的职业做了楷模。从白求恩到华益慰，半个多世纪的时空跨度是巨大的，但有一种精神却如同金子，虽久历风雨，但依然闪闪发光。[①]

思考：

白求恩、华益慰的精神是什么？

分析：

案例中，白求恩、华益慰从理论和实践的结合上，诠释了"仁爱救人、赤诚济世"的精神。仁爱救人是医务人员的天职，西医之父希波克拉底以"为病家谋利益"和"无伤"等准则，阐述着这一天职，我国一代又一代医家的实践立下了"仁爱救人、赤诚济世"的优良传统。

案例2-2：

钟南山，福建厦门人，出身医学世家，呼吸病学专家，中国工程院院士，教授、博士生导师，2003年抗击"非典"先进人物。2003年年初，正值"非典"恶魔在广东最疯狂的时刻，钟南山代表广医一院呼吸疾病研究所，向省卫生厅慷慨请缨："请把最危重的'非典'病人往我们这里送！"钟南山的名字以及他所代表的精神，从那一刻起，成为广东抗击非典中一面飘扬的旗帜。在他的精神感召下，广医一院的医护人员没有一人退缩，他们沉着应对，上下拧成一股绳，为抗击非典做出了巨大贡献。2月18日下午6时，整整38小时没有合过眼的钟南山，从病房走出来时，突然一阵天旋地转，一向以身体强健自豪的钟院士终于因过度劳累病倒了。然而，他仅仅在家休息了两天，一退烧马上又投入紧张的工作中。"我们本来就是搞呼吸病研究的，抗击'非典'就是天职，正像排雷的碰到了地雷阵，你不上谁上？"钟南山用这样质朴无华的语言，诠释了对职业道德底线的理解。[②]

思考：

从医学伦理角度分析钟南山的"抗非"事迹。

分析：

案例中，钟南山在和平时期的奋不顾身、身先士卒的英雄气概，比起战争年代那些英勇无畏的先烈毫不逊色。面对"非典"，他说："我们本来就是搞呼吸病研究的，抗击'非典'就是天职，正像排雷的碰到了地雷阵，你不上谁上？"看起来朴实无华的语言，体现了他作为医生义不容辞的责任，深刻诠释了他不惧危险、忠于医学的献身精神。

---

①袁俊平,谷桂菊.医学伦理学[M].北京:科学出版社,2007:27.

②文锦. 2003年人物:抗击"非典"第一功臣钟南山[EB/OL].http://news.ifeng.com/special/60nianjiaguo/60biao-zhirenwu/renwuziliao/200909/0911_7766_1344724.shtml.

一、仁爱救人、赤诚济世的事业准则

中国医学史上著名的"医乃仁术",充分体现了传统医学伦理道德的价值取向。"仁爱救人、赤诚济世"表达了中国古代医者的道德信念,构成了中华民族传统医学道德的主流。"仁"是儒家伦理思想的核心,所谓"仁"就是"爱人"。儒家认为,医学为"生生之具",医学的目的是仁爱救人。唐代名医孙思邈认为,药方"秘而不传"完全违背药业道德之本意,他编著"千金要方"和"千金翼方"的目的就在于公布自己的秘方,"欲使家家自学,人人自晓"。明代医生龚廷贤严厉谴责了那些对于贵贱贫富之患者不能平等相待的医生,指出:"医乃生死所寄,责任匪轻,岂可因其贫富而我为厚薄哉?"仁爱救人、赤诚济世的事业准则一直影响着后世医家的思想品德。

二、清廉正直、不图钱财的道德品质

传统医学历来认为,一个负有"救人"责任的医生,在行医中必须具备清廉正直、不图钱财的道德品质。费伯雄医德高尚,他大声疾呼:"欲救人学医则可,欲谋利而学医则不可,则利心自淡矣!利心淡则良心现,良心现则畏心生。"林逋在《论医》中严厉批评不顾患者安危,只顾个人获取私利的庸医。《论医》中记载:"佣人假医以自诬,其初则要厚利,虚实补泻,未必适当;幸而不死,则呼需百出,病者甘心以足欲。不幸而毙,嗜欲有所违,非药之过也。后载而出,死者何辜焉!"孙思邈认为,医生须以解除病人痛苦为唯一职责,其他则"无欲无求",对病人一视同仁"皆如至尊","华夷愚智,普同一等"。他身体力行,一心赴救,不慕名利。可见,古人、古代医学家就已提倡医生必须清廉正直、不图钱财。不管什么时候,医生在工作中都要正直廉洁、不徇私情、不图私利,治愈病人是医生的天职,绝不能以此作为谋求私利的手段,不能接受家属赠予的钱物,更不允许向家属或患者索要或暗示性索要钱财。

三、虚心好学、刻苦钻研的学习作风

自古以来,我国医家都认为要"救人",就要有精湛的技术,要具备精湛的技术,就要不断地刻苦钻研,虚心好学。孙思邈一生勤奋好学,知识广博,深通庄、老学说,知佛家经典,阅历非常丰富,唐初著名文学家孟诜、卢照邻等人对他都以师尊之礼相待。《备急千金要方》中记载:"夫经方之难精,由来尚矣……故学者必须博极医源,精勤不倦,不得道听途说而言医道已了,深自误哉。"他强调,医者必须广泛深入地探究医学原理,专心勤奋不懈怠,不能道听途说、一知半解,如果这样做,不但伤害了自己,也可能会耽误患者的最佳治疗时机,损害患者的利益。《医学集成》中记载:"医之为道,非精不能明其理,非博不能至其约。"强调为了施行医术,医生不仅要刻苦学习,而且要虚心学习,不耻下问。李时珍积极从事药物研究工作,鉴别各地的药材,搜集大量的资料,他翻山越岭,访医采药,倾听千万人的意见,参阅各种书籍800多种,终于写成了《本草纲目》。这部巨作是16世纪为止中国最系统、最完整、最科学的一部医药学著作。李时珍之所以能成为明代著名医药家,离不开他的虚心好学和刻苦钻研。

四、认真负责、一丝不苟的服务态度

中国古代就有"临病如临敌""用药如用兵""用药如用刑"的说法,这提醒医生要有

认真负责、一丝不苟的服务态度。《素问·征四失论》中记载："诊病不问其始，忧患饮食之失节，起居之过度，或伤于毒，不先言此，卒持寸口，何病能中。"严厉批评了诊病不认真的医者。《伤寒杂病论》中记载："观今之医，不念思求经旨，以演其所知，各承家技，终始顺旧，省疾问病，务在口给。相对须臾，便处汤药，按寸不及尺，握手不及足，人迎趺阳，三部不参，动数发息，不满五十，短期未知决诊，九候曾无仿佛，明堂阙庭，尽不见察，所谓窥管而已。夫欲视死别生，实为难矣。"强调医生在诊病的时候要有认真负责、一丝不苟的服务态度，不能敷衍了事、马马虎虎，以免酿成大错。

五、不惧危险、忠于医业的献身精神

《备急千金药方·大医精诚》中记载："若有疾厄来求救者，不得问其贵贱贫富，长幼妍媸，怨亲善友，华夷智愚，普同一等，皆如至亲之想；亦不得瞻前顾后，自虑吉凶，护惜身命。"意思是，如果有患者前来就医，不要看他的地位高低、贫富及老少美丑，是仇人还是亲人，是一般关系还是密切的朋友，是汉族还是少数民族（包括中外），是聪明的人还是愚笨的人，都应一样看待，像对待自己的亲人一样替他们着想；也不能顾虑重重、犹豫不决，不能只考虑自身的利弊，爱惜自己的性命，而是要不惧危险、忠于医药事业。《明医篇》中记载："今之名医，心存仁义，博览群书，精通道艺。洞晓阴阳，明知运气。药辨温凉，脉分表里。治用补泻，病审虚实。因病制方，对症投剂，妙法在心，活变不滞。不虚名，惟期博济。不计其功，不谋其利。不论贫富，药施一例。起死回生，恩同天地。如此名医，芳垂万世。"强调真正的医生应该以患者的利益为上，不惧危险，不怕危险，要有忠于医业的献身精神。

六、不断总结、勇于创新的精神

在我国医学发展的历史长河中，涌现出了众多医学专家，他们像璀璨的星空，为世人留下了宝贵的财富。他们的贡献来自于勤奋学习，虚心求教，刻苦钻研，孜孜不倦。他们不断总结、勇于创新的态度，值得后人敬仰和借鉴。李时珍的《本草纲目》凡16部、52卷，约190万字，全书收纳诸家本草所收药物1518种，在前人基础上增收药物374种。这部伟大的著作，总结吸收历代本草著作的精华，尽可能地纠正以前的错误，补充其中的不足，并有很多重要发现和突破。正是因为李时珍不断总结、勇于创新，才创造出了这部被称为"中国古代百科全书"的著作。在任何工作中，我们都要坚持不断总结、勇于创新的精神，只有敢于创新、善于创新，才能推动医学不断进步，才能还更多人以健康。人人都要有创新意识，人人都能创新。我们的国家，现在需要更多自主创新成果和创新人才，特别是年轻医生，不要满足于临床的"风光"，自足于一个"医匠"，而是要沉下心，耐住寂寞，自觉涵养创新精神，搞好基础研究创新，要善于动脑，有困难不能绕过去，要反复想、反复研究，尽力去解决长期困扰医学界的难题。

七、尊重同道、互相学习的精神

医德高尚的医学家都提倡同道之间要互相尊重、互相学习、取长补短、共同提高，反对诋毁同道、自恃骄傲。唐代孙思邈在《大医精诚》中写道："夫为医之法，不得多语调笑，谈谑喧哗，道说是非，议论人物，炫耀声名，訾毁诸医，自矜己德，偶然治瘥一病，

则昂头戴面，而有自许之貌，谓天下无双，此医人之膏肓也。"他把诋毁同道、抬高自己的做法称为"医人膏肓"，是一种不可救药的风气。明代陈实功在《医家五戒十要》中也倡议："凡乡里同道之士，不可生轻侮傲慢之心，切要谦和谨慎，年尊者恭敬之，有学者师事之，骄傲者逊让之，不及者荐拔之，如此自无谤怨，信和为贵也。"他提倡一种尊重同道、互相学习的良好品德。此外，还有张仲景、李时珍等大医名家，他们具有超高的医术，但是他们依然不远千里登门拜访，不耻下问求教医术。互相学习是医务人员的美德，每个医务人员的年龄、资历、技术等不同，互相学习同行业人员的长处，可以弥补自己的不足，共同提高自己的医术。自古以来，品德高尚的医家总是积极地倡导同道之间要互相尊重、互相学习、共同提高。

第三节　国外医学伦理学的历史发展

一、国外古代医学伦理思想

（一）古希腊医学道德

希腊民族是最先进入文明时代的欧洲民族，开启了欧洲文化之先河，其影响贯穿于整个西方文化的发展过程。高度发达的希腊文明与独具特色的希腊文化，在医学及医德领域达到了古代世界的巅峰。

希波克拉底是古希腊医德发展的里程碑，在对人类疾病产生的追本溯源中，他摒弃了各种神学思想的影响，以独特的认识价值和道德标准构建了医德的典范。他的著作《希波克拉底文集》集中体现了他的医德思想：医生是医学的仆人，一视同仁、治疗病人是医生的使命。他在《誓言》一篇中说到，将医学"作为一门技艺，一门科学，一门拥有重要价值并与生命密切关联的职业"，认为行医必须经过专业的训练，对医者的医术和行为都做出了具体的规范。他的《礼仪论》不仅阐述了医生的装束穿戴，而且探讨了医生应有的穿着仪表和言行举止，医生应当具有哲学家的一切道德品质，他认为"他们的医学不仅仅是技艺，而是一种更高的文化形式"。

（二）古罗马医学道德

公元前2世纪上半叶，希腊被罗马灭亡，从此直至公元5世纪，罗马成为地跨欧亚非三洲的帝国。当时罗马的科学文化有很大的发展，医学也比较发达。罗马人继承和发展了古希腊的医学和医德。古罗马杰出的医生、自然科学家和思想家盖伦继承了希波克拉底的体液学说，发展了机体的解剖结构和器官生理概念，创立了医学和生物学的知识体系，为西方医学的解剖学、生理学、病理学和诊断学的发展奠定了初步基础。在医德方面，他认为"作为医生，不可能一方面赚钱，一方面从事伟大的艺术——医学"。他的学说在中世纪医学中占绝对统治地位，从2世纪到16世纪，在长达1000多年的时间内被奉为信条。

（三）印度医学道德

印度是四大文明古国之一，它所蕴藏的文化精华也是值得我们反思与借鉴的对象，最为关系到人类社会存在与发展的医学在印度也结出了丰硕的成果。"自人类出现之时，即有对健康与长寿的本能性愿望存在"作为印度医学的起源，与之相伴产生的医学伦理思想也经历了一个从无到有、从简单到复杂的发展过程。古印度医学家关于医德的论述最早出现在著作《妙闻集》中，《妙闻集》的医德思想可归纳为：（1）医生应有四德：正确的知识、广博的经验、聪明的知觉及对患者的同情；（2）医生要以一切力量为患者服务，甚至不惜牺牲自己的生命；（3）医生要有好的仪表、习惯和作风，医生要全面掌握医学知识和技术；（4）在外科治疗中，医生要和助手密切配合等。公元前1世纪，名医门罗迦在其医学著作《门罗迦集》中进一步突出了一系列的医德准则要求，并认为一个医生在开始接受行医培养的时候，就应该学习这些准则。他在《起始誓言》中提出："在白天和夜晚，无论你给谁看病，你应全身心地为病人的利益而努力，不应为自己的生活或生命缘故而舍弃或伤害你的病人。你不应通奸，甚至不应有此种想法。不应妄想别人的财产。你的行为和你的语言全部为了病人的利益。"古印度的医德思想，体现了医学人道主义精神。

（四）阿拉伯医学道德

公元476年，罗马帝国灭亡，欧洲奴隶制瓦解。此后1000多年时间内，欧洲处于中世纪黑暗时代，科学文化和艺术因被宗教迷信所控制而停滞不前。阿拉伯人此时异军突起，版图不断扩大，征服不少民族，为他们吸收各国优秀的文化遗产创造了条件。阿拉伯地区的医德继承和发展了古希腊以来的医学和医德传统，成为医学伦理学发展史上的一个重要阶段，这一时期的医学伦理学虽有发展，但具有浓厚的宗教色彩，使医德成为以宗教观念为轴心的医德。阿拉伯医德思想上有建树的突出代表人物是犹太人迈蒙尼提斯（1135—1208年），他著有《迈蒙尼提斯祷文》（以下简称《祷文》）。《祷文》是古代医德史上一篇具有重要学术价值和广泛社会影响的文献。《祷文》中提出：要有"爱护医道之心"，"毋令贪欲、吝念、虚荣、名利侵扰于怀"，要集中精力"稗得学业日进、见闻日广；要诚心为病人服务"，"善视世人之生死"，"以此身许职"，"无分爱与憎，不问富与贫。凡诸疾病者，一视如同仁"。总之，《祷文》在行医动机态度和作风方面表现出了高尚的医德思想，它是在医德史上堪与西方医德中希波克拉底的《誓言》相媲美的重要文献之一。但是，《祷文》把行医的成绩都归功为神的功劳，仍可看到宗教神学的深刻影响。

二、国外近代医学伦理学

17世纪至19世纪末，是西方医学伦理学发展的重要时期。在这一时期内，西方医学伦理学完成了由古代医德学向近代医学伦理学的转变。实际上，古代的医德学并不能视为一种学科，它们只不过是一些道德准则和行为规范的积累，这些准则和规范蕴含有宗教、哲学精神。真正的医学伦理学的形成则是在近代才开始的。这种由古代医德学向近代医学伦理学的转变来自于两方面因素的影响：其一是近代社会结构的巨大变化，资本主义制度的建立所引起的政治、经济、文化的重构，势必改变社会思想和人们的道德观念，而近代哲学、伦理学思想则为医学伦理学的建立提供了理论基础；其二是科学技术，尤其是医学技术的革命，人们不仅对人体的认识有了根本性的改变，而且他们的健康观、疾病观也发生了转变。其主要特点表现在：政府的医学责任和医生对国家的义务增强；美德论开始复兴；规则伦理学和职业道德的发展；健康的权利观念不断得到强化。

三、当代医学伦理学发展概况

案例2-3：

从1932年到1972年，美国研究人员随访400名贫穷的患了梅毒的非洲裔美国人，以观察他们的疾病是怎样发展的。在20世纪50年代，青霉素已经普遍使用，而且价钱并不昂贵，但是研究人员并不对他们采用青霉素治疗，而是给予安慰剂。这样做的最大好处是，能观察到不用药物梅毒会怎样发展。该项研究揭示了梅毒发病、发展、病理机理和预后的一些本质问题，为后来的梅毒治疗提供了不可多得的临床第一手材料。[①]

思考：

这个实验是否合理？

分析：

这是一项严重违背人体实验伦理原则的实验，违背了维护自主权的原则，应该受到谴责。美国研究人员没有给予受试者自主选择青霉素或是其他药物的权利，没有告知受试者实验的全部信息，违背了知情同意权。美国研究人员应该把所有情况告诉受试者，让他们在充分了解情况后，自主选择是否接受实验。在具有有效物的条件下，为了得到梅毒发展的客观发展资料而牺牲受试者的身体健康，违背了人的生命尊严和保护人的不受伤害的原则。

随着医学日益社会化、国际化以及国际医学交往的日益增加和国际医学组织的建立，一系列国际医德规范和法律文献相继产生，医学伦理学学科建设不断加强。主要表现在：制定一系列国际医学伦理文献，各国纷纷出台医学伦理法规和文件，不断加强医学伦理教育和研究以及医学伦理学跨入生命医学伦理学阶段四个方面。

生命医学研究伦理学是生命伦理学的分支，它由20世纪生命科学迅速发展和重大的历史教训所催生。20世纪中叶，分子生物学蓬勃发展，在生物医学领域广泛应用并取得了辉煌成就。在这种大背景下，生命医学研究伦理学得以迅速发展。

（一）生命科学与生命伦理的相互促进关系

1.生命科学的发展呼唤伦理规范

生命科学是系统地阐述与生命特性有关的重大课题的科学。生命科学即生物学，是通过分子遗传学为主去研究生命活动规律、生命的本质、生命的发育规律以及各种生物之间和生物与环境之间相互关系的科学，最终能够达到治疗诊断遗传病、提高农作物产量、改善人类生活、保护环境等目的。20世纪下半叶，生命科学取得了重大突破，为21世纪生命科学的广阔前景奠定了基础。人类基因组计划被称为生命科学的"登月计划"，在"人类基因组计划"正式结束之后，一个由美国能源部负责的新计划——"基因组到生命"开始实施，新的探索将把基因研究推进到生命的每一个层面，例如，基因对于人种的作用，对于个性、行为的影响等。专家们表示，进一步的研究将有可能对社会、伦理道德和法律等方面带来一系列争论。所以说，生命科学的不断发展需要与之相应的伦理规范的出现。

---

①医学教育网.http://www.med66.com/yixuebaike/yixuewanhuatong/lj1502094785.shtml

2.生命伦理的发展需要伦理出现

在所有的伦理问题之中，没有什么比生与死的问题更加迫切，更有争议。生命伦理主要研究生物医学和行为研究、环境与人口、动物实验和植物保护中的道德问题，以及人类生殖、生育控制、遗传、优生、死亡、安乐死、器官移植等方面的道德问题。在现代社会的发展过程中，堕胎、安乐死等问题屡见不鲜，需要与之相适应的伦理来规范。

3.生命伦理学的发展需要多学科合作

生命伦理学是20世纪60年代首先在美国形成，随后在欧洲产生发展起来的一门新学科，也是迄今为止世界上发展最为迅速、最有生命力的交叉学科。生命伦理学的生命主要指人类生命，但有时也涉及动物生命和植物生命以至生态，而伦理学是对人类行为的规范性研究。因此，可以将生命伦理学界定为：运用伦理学的理论和方法，在跨学科跨文化的情境中，对生命科学和医疗保健的伦理学方面，包括决定、行动、政策、法律，进行的系统研究。生命伦理学作为一门交叉学科，要获得迅速发展，必须加强多学科合作。

（二）生命医学科学研究遵循的基本伦理原则

1.维护人的生命尊严

构成人的生命尊严的必要条件是以人为主体。作为人，最起码的生物学条件就是具有人的基因组和人的生命特征。只要是基于人类基因组形成的个体生命（类似于法律上的自然人），不再需要附加其他任何条件，都应享有人的生命尊严。我国在现代化进程中，亟需强调人的尊严。从目前人们极为关注的一些社会问题看，我们目前尤其需要强调保护人的生命尊严，需要明确生命尊严在人的尊严理念中的基础地位。所以说，生命医学科学研究必须维护人的生命尊严。

2.尊重人的自主权

自主权，顾名思义就是个人对自己的事情所具有的自行支配的权利不受外人的干涉和影响。生命医学科学研究必须尊重个人的自主权，不能用自己的权利干涉别人。

3.尊重人的知情同意权

知情同意是指在人体试验中，医生向受试者告知试验的各方面的情况后，受试者自愿同意参加该项临床试验的过程。知情同意权是患者的一项基本权利，生命医学科学研究必须尊重人的知情同意权，减少不必要的纠纷，制作各种知情同意书，医生与患者及其家属履行知情同意谈话的记录应被保存下来。

4.保护人的不受伤害

中国历史上的人本思想，主要是强调人贵于物，"天地万物，唯人为贵"。在现代社会，无论是西方国家还是中国，作为一种发展观，人本思想都主要是相对于物本思想而提出来的。以人为本，是科学发展观的核心。生命医学科学研究本来就是为了人的生存和发展而进行的，所以说，生命医学科学研究也必须以人为本，保护人的不受伤害。

第三章　医学伦理学的基本理论与规范体系

医学伦理学是伦理学的重要分支，是在伦理学理论指导下研究医学道德的科学，是以医学实践领域中的医德现象和医德关系为研究对象的实践伦理学。医学伦理学包含了许多基本的理论，它的主要内容是由一系列规范与范畴构成的。

第一节　医学伦理学的基本理论

一、医学美德论

（一）医学美德论的含义

美德论（Virtue Ethics）又称为德行论或品德论，是指以人的品德、美德为中心，研究和探讨人应该具有什么样的品德或品格，道德高尚之人及其道德素质应该如何等问题所形成的伦理学理论。[1]它所要探讨的不是一个人应该如何行动的问题，而是一个人应该如何生活的问题。美德伦理理论强调的不仅仅是个人行为的道德性，还有个人品质的道德性。

伦理学研究的本质在于探讨什么样的道德品质是过一种好的生活所必需的，并且鼓励人们培养这样的品质。相应地，伦理判断的标准就在于行动者本人所表现出来的道德品质，而不是行为或者行为所遵循的道德准则所表现出来的性质。这些特征大致上构成了美德伦理理论的本质。

医学美德论是指以医学品德、医学美德为中心，研究和探讨医务人员应该具有什么样的医学品德或品格，医德高尚的医者及其医德素质是什么样的，以及如何养成与提升等问题的医学伦理学基本理论。医者美德论是美德论在医学职业领域的具体体现。

（二）医学美德论的内容

医学美德涉及范围十分广泛，在扬弃古今中外医者美德的基础上，大体可以分为仁慈、忠诚、严谨、正直四大美德。仁慈，就是仁爱、慈善，它是医者首要的伦理素质，医务人员只有具备这种素质，才能提供人性化的医学服务。忠诚，就是忠于职守、诚实守信，它是医务人员必备的职业伦理素质。严谨，就是严格、严肃、严密的医风修养，它是医务人员不可或缺的美德。正直，就是公正无私，它是医务人员的底线。

---

[1]孙福川,王明旭.医学伦理学[M].北京:卫生出版社,2015:45.

（三）医学美德论的意义与局限性

在医学实践中，医学美德论既有重要意义，也存在着局限性。

医学美德论在医学伦理学中占有重要地位，是医学伦理学理论体系的重要组成部分，是医学伦理学建设和学习目的和价值的集中体现。同时，医学美德论揭示医学伦理素质养成规律，树立医学伦理人格养成目标并直接提供理性指导，从而有利于医务人员塑造完美职业人格。医学美德论具有明显的个体性、经验性和自律性。但是在实践中，我们遇到了两种困难：一是究竟什么样的道德品质或者行为倾向是美德？二是以美德作为规范伦理探究的核心难以抓住道德思考的全部内容，特别是当遇到社会层面突出的医德问题时，就会暴露出明显的缺陷，例如理想化、忽视外在职业伦理生态的作用等。因此，需要对医学美德论进行不断完善。

二、医学功利论

案例3-1：

一名5岁女孩患肾炎继发肾功能衰竭，住院3年，一直做肾透析治疗，等候肾移植。经父母商讨，同意家人进行活体移植。经检查：其母因组织类型不符被排除，其弟年纪小也不适宜，其父中年，组织类型符合。医者与其父商量用为供者，但其父经一番思考决定不做供者，并恳请医生告诉他的家人他不适合做供者，因他怕家人指责他对子女没有感情，医生虽不大满意还是按照他的意愿执行。[①]

思考：

从伦理角度分析医生"说谎"道德吗？其父的做法对吗？

分析：

医生"说谎"是保护其父的自主权，其父有权决定捐献或是不捐献，为了维护家庭关系的和谐，是可以理解的。最好让家庭内部商量，以遵守医生的诚实原则。从伦理学的理论基础出发，有两种理论是并存的：一是义务论，另一个是目的论。由于理论起点不同，对此案例可得出不同结论：从义务论出发，父亲对其子女有抚养的责任，当女儿生命处于危险之中，父亲为了保全自己，对"亲骨肉""见死不救"，在道德上是有缺陷的，为传统道德所不容，会受到人们的谴责，影响家庭和睦，在个人良心上也是一件憾事。从目的论出发，女孩的生命质量已经很低，即便移植成功，生命质量也难以保障，以一方的器官丧失来挽救成活未卜的5岁孩子，从效用上未必有价值。况且，其父是中年人，还有抚养另一子女的责任，正是干事业的最佳年龄，从代价效应分析，他不做供体也是有理由的。

（一）功利论的含义

功利论也称功利主义，是指主张利益是道德的基础，人具有趋利避害的本性，追求最大多数人的最大幸福就是善，因而应以行为的效用作为道德评价标准的伦理学理论。因此，又称效果论。其主要代表人物有休谟、亚当·斯密、边沁和密尔。

功利论具有明显的特征。一是只以行为的效用作为评价行为是否道德的标准，不计较

① 李本富，李传俊，齐家纯，丛亚丽.临床案例伦理分析[M].北京：科学出版社，2000：6.

行为的动机。二是以个人利益为理论架构的出发点，即立足于个人从而推衍到他人与社会。功利论又分为行为功利论与规则功利论。所谓行为功利论，是指不依据规则，而是根据当下的情况决定行为，只要它能够带来好的效果便是道德的。规则功利主义是指依据规则能够带来好的结果的行为即为道德行为。功利论也可分为一元功利论和多元功利论。一元功利论认为效用只是指快乐或痛苦，又称为快乐功利主义。多元功利论的效用概念除了含有快乐或痛苦外，还包括友谊、爱情、健康等。

（二）医学功利论的意义与局限性

在医学发展的历史过程中，不可否认医疗领域中对利益的追求和渴望直接地推动了医学的发展。在医疗实践活动中，以功利主义为指导的医疗行为避免了义务论只强调动机而忽视效果的道德评价方式所带来的一些现实问题。

但是，医学不是一个商家可以尽情逐利的战场，有学者指出："正如我们不相信军火工业的目的是保卫国家安全一样，我们也难以相信医药保健产业的目的是为了增进人类的健康。"①功利主义非常容易导致医疗领域中完全以效果评价行为的后果，造成医学发展越来越偏重经济效益而忽视社会效益的局面。

三、医学义务论

（一）义务论的含义

义务论亦称"道义论"或"非目的论"，是与功利主义相反的关于道德终极标准的理论。它的主要代表当推康德、布拉德雷、普里查德、罗斯等人，还有儒家学者、基督教伦理学家等。义务论是关于道德责任、行为应当的理论，具体研究的是准则或规范，即人们根据哪些标准来判断行为主体及其具体行为的善恶以及行为主体是否有道德责任。具体来看，义务论的思想核心是：道德判断的标准在于行为或行为所遵循的原则而不是结果，一个行为或行为所遵循的原则本身所具有的性质决定了该行为是否正当。因此，当我们对行为进行道德评价时，需要考察的是行为或行为本身所遵循的原则，不需要也不应当考虑结果，行为的道德性质与结果无关。

义务论有许多不同的形式，根据究竟是行为还是行为所遵循的原则构成了判断的依据，形成了不同的义务论理论，即行为义务论和准则义务论。行为义务论者认为，道德评价和选择的对象是每一个特殊的群体，行为本身的性质决定了该行为是否正当，不需要考虑行为背后的准则问题，行为所造成的结果也与道德判断无关。行为义务论者强调，每一个具体的行为都不相同，每一次进行道德评价和选择时都需要重新对相应的行为进行详尽、清晰的分析，然后才可以做出判断。而在准则义务论看来，道德判断的标准由一条或多条准则构成，准则本身的性质，而不是行为本身的性质或准则可能产生的结果决定了某个道德准则是否正当。准则具有普遍性，也不容例外。如何规定这些准则呢？不同的回答形成了不同的道德义务论，其中主要有神命论、直觉主义准则义务论以及康德的义务论。

---

①Golub，E. S. The Limit of Medicine [M].The University of Chicago Press，1997:215.

（二）医学义务论的观点

医学义务论是以一定的医德规范的形式向医者提出职业伦理要求并约束其行为的理论。它强调的是医者的"应当"，即对病人及其相关人的医德责任。

其基本观点如下[①]：

1.医德义务是医学实践的客观要求与医者自我追求的统一

现代医学伦理学所讲的医德义务，是适应医学科学发展的客观必然性并符合社会主流道德的义务，是医疗保健服务实践的客观需要，是为使医疗保健服务更好地服务人们健康事业的伦理职责。医疗义务在形式上通常表现为一种观念形态和医者自我追求的理想世界，即形式上具有一定的主观性，但实际内容却是客观的。

2.医德义务是一个与时俱进的历史范畴

随着医学的不断进步和社会持续发展，医德义务也在发生变化。其变化的趋势是由个体性变为群体性，由一元性变为多元性，由单向性变为双向性，由单纯性变为复合性。

3.医德义务具有区别于法律义务的不同特点

首先，医德义务是柔性义务，一般以"应当"提倡做什么，即使是禁止性规定，也只是以"不应当"加以提示，义务的实现最终靠医者的良心和自律，所体现的利益关系依靠非强制力量加以维系。其次，医德义务的履行不以获取相应权益为主观前提，虽然医德义务与相应医德权利统一，但在承担、履行医学医德义务的时候，在主观动机上，医者不能以对方是否能给予自己相应好处或回报来决定是否尽医德义务或尽何等程度的义务，而且在必要时还应做出或多或少的奉献甚至自我牺牲。

（三）医学义务论的意义和局限性

作为医学伦理学的重要理论，医学义务论对医学伦理学体系和医德规范体系的构建及医德实践都具有重要意义，医德义务论指导医务人员明确认识并正确履行自己的责任，它不仅以医德的规范为载体直接告诉医务人员应该做什么、不应该做什么，而且以伦理理性指导医务人员深刻理解自己所肩负的诸多医德责任的本质及其相互关系，从而指导其正确履行多重医德的义务。

但是医学义务论专注于医德要求，容易将医德要求绝对化，为医德义务而医德义务，不注重医德要求如何提出、形成、论证以及践行条件怎样，不注重这些规范在复杂多变的医学实践中的灵活运用。尤其在当今时代，在进行医学伦理决策的时候，所依据的多元医德义务之间会发生矛盾。

四、生命论

（一）生命神圣论

生命神圣论是强调人的生命价值至高无上、人的生命神圣不可侵犯的生命理论。其基本内容是无条件的保存生命，不惜任何代价地维护和延长生命，一切人为终止生命的行为都是不道德的。

[①]孙福川,王明旭.医学伦理学[M].北京:卫生出版社,2015:43.

生命神圣的根基在于人具有"属人的"知识、情感、意志，在于人的主体性和创造性，在于人因此而具有的潜在的和现实的价值，在于作为道德主体的人所具有的特定意义的人格和尊严。没有这一切，单纯的人的生物学生命是没有什么神圣可言的。生物学生命只是作为社会学生命的载体而具有神圣性。医学发展的内在要求及欧洲人文主义运动的发展为生命神圣论提供了不断发展的动力。

生命神圣论与医学职业相伴而产生，并在推动医学、医学伦理思想及其学说发展的过程中起到了极其关键的作用。生命神圣论所包含的合理内核，即尊重和保护神圣的人类生命的人道主义思想和情怀，具有永恒的魅力。它从道德的角度强化了医学道德宗旨，成为激励医务人员不断探索生命奥秘、推动医学科学进步的动力。生命神圣论为医学伦理学其他基本理论的形成和发展奠定了思想基础，生命神圣论的思想精华在现代医学伦理体系中仍处于理论源头的地位。

这种生命观往往是抽象地、绝对地强调生命的神圣性，片面强调生命至上，主张对人的生命应不惜一切代价进行抢救，甚至不惜耗费大量的人力、物力去保护丧失社会意义的生命，延长人的死亡过程。也就是说，它只重视个体生命的意义而忽视人类整体意义的重要性，并且这种生命观缺乏成熟的理性基础，它的基础是对个体生物学生命的朴素情感，其所提出的尊重、珍视生命的要求主要诉诸职业的直观感受，是一种缺乏科学思维的生命观。

（二）生命质量论和生命价值论

案例3-2：

在美国的迈阿密市曾经发生了一件不寻常的诉讼案：一个女孩刚出生就被发现患有严重的疾病，是让她自然地死去，还是使她尽可能长地活下去？她的父母和医院方面请求法官公断。一名叫爱琳的女孩，出生时其背部有个红色肿瘤，不采取手术，脊髓液体到脑中将造成致命感染或畸形发育。即使实施手术，其膝关节以下仍将麻痹。爱琳的父母说："我们要想到孩子的前途，她将受到的社会压力和心理压力，以及对家庭的负担等。"最后，其父母决定不进行手术，让孩子自生自灭。而医院方面不同意，认为手术有成功的可能，爱琳可能长大成人。虽然承认孩子将终身瘫痪，但医院方面仍然坚持要为孩子实施手术。[①]

思考：

究竟让爱琳自然死去还是使其尽可能长久地活下去？

分析：

在爱琳是否手术的问题上，爱琳的父母与医院发生冲突的原因为：爱琳的父母从生命质量的角度出发，更多考虑的是爱琳存活后的生命质量，而医院则从生命神圣的角度出发，更多考虑的是保存爱琳的生命。

生命质量论是指主张以人的体能和智能等自然素质的高低、优劣为依据来衡量生命存

---

①袁俊平,谷桂菊.医学伦理学[M].北京:科学出版社,2007:25.

在对自身、他人和社会的意义，强调人的生命存在质量，从而给出相应对策的生命理论。生命质量论产生于20世纪50年代，它强调人的生命价值不在于生命存在本身，而在于生命存在的质量。人们不应单纯追求生命的长度，而应着重关注生命的质量，增强和发挥人的潜能。生命质量论适合现代医学科学技术发展的实际情况，有利于医疗资源的合理配置，有利于减轻病人的痛苦以及家人和社会的负担。但是，"人的本质不是单个人所固有的抽象物。在其现实性上，它是一切社会关系的总和"。生命质量论只把人看作一个自然人，忽视了人的社会性，而社会性才是人的根本属性，所以生命质量论也有它的不足之处，具有一定的片面性和历史局限性。

生命价值论是指主张以个人生命对他人和社会及自我的意义大小为标准确认其质量以及神圣性，从而可以做出相应选择的生命理论。生命价值论形成于20世纪70年代，生命价值论认为生命神圣，生物学生命只是作为社会学生命的载体而具有神圣性。生命价值论否定了生命神圣论片面追求生命数量，忽视生命质量的误区，同时也不同意生命质量论把人的生命仅仅认为是人的自然属性。但是，它并没有全盘否定生命神圣论和生命质量论中的积极成分，体现了生命价值观上的辩证发展。生命价值论作为现代生命伦理的核心理念，顺应生物医学技术发展的时代要求，生命价值论从人的自然属性和社会属性相统一的辩证立场出发，实现了生命神圣、生命质量与生命价值的有机统一，从而成为科学的生命伦理观，并且生命价值论符合现代医学科学技术发展的实际状况，是生命价值观发展到现代的必然趋势，为现代生命科学技术的发展提供了理论支持。但是，生命权利往往是个人的权利，在于社会利益发生冲突的时候，能否将维护人类整体利益的公正原则凌驾于"生命权利"之上，成为一种"不道德"的道德根据。如此一来，生命质量论不可避免地遭遇个体善与公共善、自主原则与公益论的道德冲突，显现出其理论缺陷。

五、医学人道论

（一）医学人道论释义

"人道主义"源于拉丁文 Humans，是欧洲文艺复兴时期新兴资产阶级用以反对封建制度和宗教神学的一种思想武器。人道主义有狭义和广义之分。狭义人道主义是指文艺复兴时期新兴资产阶级的反封建、反宗教神权等的思想主题。在广义上则是泛指一切以人、人的价值、人的尊严、人的利益或幸福、人的发展或自由为主旨的观念。

医学人道主义属于广义人道主义范畴，是指在医学领域中爱护、关心患者健康，重视患者生命，尊重患者的人格和权利，维护患者的利益和幸福的伦理原则。

（二）医学人道观的历史发展

医学人道主义的发展经历了三个历史阶段：

1.古代朴素的医学人道观念

朴素的医学人道观念，源于医学关系本身，是由医务人员与病人、与社会关系的本身特点所决定的。但是，它也要受所处时代的生产力和生产关系的制约。古代生产力低下，科学尚未形成和发展，人类认识自然的能力薄弱，认识范围较为狭隘，使医学人道观念不具备科学的性质。因此，在医疗实践中经常存在着医务人员人道主义的主观愿望和客观非人道的医疗实践的矛盾，并且医学人道观念只能作为一种朴素的观念，流行于部分具有高尚医德的医务人员中，它只是医务人员出于职业特点对病人的朴素的感情流露，而不是理性的表现。另外，这种人道观念常常与"神"联系在一起。

2.实验医学时期的医学人道主义

1534年，波兰天文学家哥白尼创立的"日心说"使自然科学有了新进展，也使医学科学的研究从宗教的束缚中解放出来，走向科学实验的道路。1628年，英国生物学家哈维建立了血液循环学说，并把试验的方法引入生理学和医学的研究，从而使医学进入了实验医学时期，也使医学人道主义在深度、广度与内容、形式上有了较大发展。在这一过程中，医学人道主义摆脱了古代医学人道观念的朴素性质，代之以科学的性质，并且使得医学以人为出发点，把为病人治病、保护人的健康和生命放到了自己职业的首位。

3.当代医学人道主义

进入20世纪以来，医学人道主义随着医学发展日益成熟。特别是二战以后，鉴于德国法西斯非人道主义的罪行，医学人道主义受到社会的广泛关注，世界医学会和一些国家制定了医学人道主义的法规，使医学人道主义的社会价值有了新的提高。它把医学看作是全人类的事业，在一般意义上谴责和反对利用医学做的不道德行为，强调医生对患者的自主性，不接受非医学需要的干扰，并且要求给予战俘、拘留犯和囚犯以人道的待遇。

（三）医学人道论的原则

医学人道主义是一种职业道德伦理原则，"其主旨是关心和同情有病之人，认为当人们的生命受到疾病折磨时，有权得到医疗。"它并不是孤立、自足的原则，而是由一系列具体的、可操作和可控的原则构成的体系，其中至少包括以下具体原则，这些具体原则在人道主义总原则的指导下发挥作用。

1.不伤害原则

人道主义最基本的要求是不剥夺、不索取、不伤害。不伤害原则是传统的伦理原则，最早可追溯到希波克拉底的"凡入病家，均一心为患者，切忌存心误治或害人"。"伤害"在生物医学中一般包括身体上的伤害（疼痛、痛苦、残疾和死亡）、精神上的伤害以及其他损害。不伤害基本意义指的是不"故意伤害"。不伤害原则包括不故意伤害患者，既不伤害患者的身体，也不伤害患者的心灵，不能以伤害另一患者为手段行使对患者的治疗。

2.敬畏原则

敬畏生命是20世纪伟大的人道主义者史怀泽的经典命题。生命是神圣的，无论是对于现存的生命还是对已逝的生命或未来的生命，也无论是人的生命还是其他生命，都是神圣的。现代医学人道主义虽然已不再将"不惜一切代价挽救患者的生命"作为信条，但这并不意味着生命不再神圣，死亡不再恐惧。死亡是可怕的，又是神圣的。我们观察到一切民族，无论是野蛮的还是文明的，尽管是各自分别创建起来的，彼此在时间上和空间上都隔得很远，都保持着下列三种习俗：（1）它们都有某种宗教；（2）都举行隆重的结婚仪式；（3）都埋葬死者。起源于互不相识的各民族之间的一致的观念必有一个共同的真理基础，这个基础显然就是对生的喜悦和对死的敬畏。宗教、结婚、埋藏本质上都是与人的生命有关的活动。在各个民族的风俗中，埋葬死者都是一个神圣的活动，这里有对死者的纪念，而更多的则是对生命的尊重和敬畏。任何一个人，无论是贫贱还是富贵，是尊贵还是卑微，其生命本身就是价值，生命与生命没有价值上的可比性。对过往生命的缅怀不是因为对死亡的肉体的畏惧，而是为了生者心灵的安宁。

3.尊重原则

医学人道主义是一种尊重一切与医疗有关的人和人的价值的哲学思想。其内容包括：尊重每一个患者的生命及价值、人格的尊严以及享有平等的医疗与健康权利；注重卫生工作对社会利益及人类健康利益的维护；社会、公众及患者对医疗卫生工作及其工作者的尊重和利益的保护；医疗卫生工作者对自我价值的肯定和自身利益的保护。医学活动应当以"尊重人性尊严"这一崇高价值为基础，它既包括医生对患者的尊重，也包括患者对医生的尊重。

4.同意原则

知情同意是一条具有悠久历史的伦理学原则，是医生和患者合作关系的又一种体现。"合作关系是指病人和医生必须改变、分担责任、分享信息及做出决定，如同跳舞中的两个情愿的同伴。"坚持这一原则是为了促进个人的自主性，保护病人或受试者，避免欺骗和强迫，鼓励医务人员自律，促进做出合乎理性的决策。其中，促进个人的自主性和保护病人或受试者最为重要。在病人或受试者做出影响自己生命或健康的决定的权利而保护了他们的自主性和利益。知情同意原则的主导是医生，这是毋庸置疑的，但做出决定的却是患者（本人或代理人）。因此，这里体现的并不完全是患者权利和医生的义务，更多体现的是一种医患之间的理解与合作。

5.共济原则

共济原则的提出基于这样的理由，医学是为了满足人类健康需求的带有极强功利色彩的事业。医学的这种"功利"体现在通过医学技术手段和其他手段，达到人人健康、人人享有医疗保健，从而构筑健康的人类社会的目的。"人道功利主义首先是人道的，它以整个社会人群的健康利益为考虑问题的出发点。"

第二节 医学伦理学的基本原则

一、尊重原则

案例3-3：

患者张某，男，18岁，因突然发烧到某医院就诊。医生检查其体温39℃，咽红，化验血项显示白细胞$1.8×10^4$每立方毫升，医生按感冒处理。因患者3天未退烧再来就诊，化验发现白细胞中有极少数未成熟细胞，于是医生叮嘱患者3天后再做化验，患者家长询问医生，医生未回答。在家长的追问下，医生才说："不说吧你们老问，还埋怨医生态度不好；说了又怕你们接受不了，我们考虑是白血病。"听后，患者和家长惊恐不安，精神状况不好。①

思考：

患者及家长是否有了解化验结果的权利？医生是否应告诉病人和家长上述情况？医生怎样做才是道德的选择？

分析：

患者及其家长有权利了解化验结果，这是患者的基本权利，无论是尊重患者的权利还是治疗的需要考虑，医生必须告知病人及其家长有关疾病的信息。当遇到不良信息时，是否对病人讲真话是一个值得重视的问题。从医生言行后果看，将有关化验结果以简单方式透露给患者及其家长，致使患者及其家长惊恐不安，精神上受到刺激，医生的做法显然是不妥当的。正确的做法是将白血病的可能性主动告之家长，可让其正确对待，积极配合医生诊治。

医患双方交往时应该真诚地尊重对方的人格，医务人员应该尊重患者及其家属独立而平等的人格与尊严，尊重患者的自主权利。患者享有人格权。所谓人格权，就是一个人生下来即享有并应该得到肯定和保护的权利，是尊重原则具有道德合理性并能够成立的基础。同时，尊重原则也是现代生物—心理—社会医学模式、医学人道主义基本原则的必然要求和具体体现。实现尊重原则是建立和谐医患关系、保障患者根本权益的必要条件和可靠基础。

二、自主原则

案例3-4：

患者张某，男，36岁，因尿道口有浓液渗出到某医院皮肤科门诊就诊。经医生检查，其阴茎龟头轻度红肿，将尿道口脓液进行淋病双球菌涂片检查，结果呈阳性。医生告知患者得了淋病，并给他开了大观霉素注射治疗。同时，医生向患者解释《传染病防治法》，要求将淋病病例报告给卫生防疫部门，并指出他的爱人也需要到妇产科检查。患者马上恳请医生不要将他的病上报和告诉他的爱人，否则就毁了他的家庭。②

思考：

医生应该如何决策？

分析：

病人有权利要求医生对其病情保密，但法律又要求医生上报相关部门，为此，医生可以采取兼顾两方面的要求，只报告病例而不报患者的姓名和住址。医生劝说患者让其爱人到医院检查是负责表现，但没有必要亲自告诉其爱人，可让患者告诉其爱人到医院检查。如果医生违背了患者的意愿，会使其他性病患者不敢到医院就诊或使医生介入家庭纠纷，这对医生、病人及家庭、社会均无益。

自主原则是指患者在接受诊治过程中具有独立的、自愿的决定权，其实质是对患者自主（自主知情、自主同意、自主选择等）权利的尊重和维护。自主原则的具体要求是：在

①李本富,李传俊,齐家纯,丛亚丽.临床案例伦理分析[M].北京:科学出版社,2000:50.
②李本富,李传俊,齐家纯,丛亚丽.临床案例伦理分析[M].北京:科学出版社,2000:43.

通常情况下，医务人员有义务主动提供适宜的环境和必要的条件，以保证患者充分行使自主权，尊重患者及其家属的自主性或自主决定，保证患者自主选择医师，治疗要经患者知情同意，以及保守患者的医密、保护患者的隐私、尊重患者的人格等。

三、医疗公正原则

公正的一般含义是公平正直，没有偏私，其在医疗卫生领域中的表现是从患者平等的就医权利和卫生资源的合理分配等方面体现出来的。在医疗服务领域，具有同样医疗需要以及同等社会贡献和条件的患者，应得到同样的医疗待遇，不同的患者则分别享受有差别的医疗待遇。在基本医疗保健需求上要求做到绝对公正，即应人人同样享有在特殊医疗保健需求上相对公正，也就是对有同样条件的患者给予同样满足。在现代社会中，医疗公正的伦理学依据主要有：患者与医师在社会地位、人格尊严上是平等的；患者虽有千差万别，但人人享有平等的生命健康权和医疗保健权；患者在医患交往中常处于弱势地位，因此在医患交往中应得到医学所给予的公平、正义的关怀。

四、不伤害原则

案例 3-5：

患者刘某某，男，50 岁，因黄疸做 B 超检查初诊为肝外阻塞性黄疸，考虑壶腹部实性占位病变，故而医院外科将其收入住院。因 B 超结果与临床表现不符，住院后继续检查确诊。一天，主治医师赵大夫查房，患者问他究竟得的什么病，他吞吞吐吐地回答："什么病？啊，还未搞清楚。"说完扭头就走，于是患者又追出病室门外问："赵大夫，你说真话，我得的是不是恶性肿瘤？"赵大夫匆匆地边走边回答："我不是告诉你还没有搞清楚吗？"患者仍紧追不舍地说："我看你神色不对，恐怕是得了癌症吧？"赵大夫不耐烦地回答："就算你猜对了，我也不能告诉你，还是请你的家属来一趟吧！"患者不得已返回到病室卧床不起，而且中午饭也不肯吃。[①]

思考：

请对上述案例中赵大夫的言行进行伦理分析。

分析：

在医患关系中，患者有获得诊治信息的权利。在上述案例中，患者的疾病诊断结果不明，因此急切地想了解诊断结果是可以理解的，而作为医生，应该耐心地予以回答，即使需要保密也应该委婉地开导。然而，赵大夫面对患者的询问采取吞吞吐吐、不耐烦的回答方式，增加了患者的疑虑和心理负担，这也是违反不伤害原则的表现。

临床上所有诊断治疗手段和措施都有两面性，都难以避免不同程度地对患者的身心造成损伤。因此，不伤害原则的真正意义不在于消除任何医疗伤害，而在于强调对患者高度负责的态度，正确对待医疗伤害现象，在实践中努力避免患者受到不应有的医疗伤害。不伤害与有利有着密切关系。所谓有利，就是把有利于患者健康放在第一位，医务人员为患者做善事。这一原则在西方也被称为行善原则。有利原则是指医疗行为的动机与结果均应

---

① 李本富,李传俊,齐家纯,丛亚丽.临床案例伦理分析[M].北京:科学出版社,2000:56.

有利于患者。从理想的目标来说，一切针对患者的诊治手段和措施都应该是最佳的，都应遵循最优化原则，即选用的诊断和治疗手段在当时的医学科学发展水平上是最佳的和相对安全的、不良反应最小、患者痛苦最小、经济耗费最少。

五、有利原则

有利原则是指医务人员的诊疗行为以保护患者的利益、促进患者健康、增进患者幸福为目的。很多有利的行为都不是义务性的，但有利原则则是帮助他人以促进他人利益的义务。有利原则分为两种：确有助益原则和效用原则。确有助益原则要求当事人提供利益，效用原则要求当事人权衡利益与损害以达到最佳结果。效用原则是确有助益原则的延伸。效用原则不同于传统的实用主义的实用原则，它既不是伦理学的唯一原则，也不凌驾于所有其他原则之上，只是一系列原则中的一个。这个原则仅限于权衡行为的可能利益、危害和代价以达到最大利益。

六、知情同意原则

知情同意原则是指有行为能力的个体，在得到必要和足够的信息并充分理解了这些信息后，自愿地就某种医疗方案、医疗行为和医疗措施做出是否同意的决定。这一内涵表明知情同意原则包含信息、理解和自愿三个要素：在临床实践中医务人员必须首先向个体充分提供信息；然后确认个体理解了所提供的信息；最后确保个体是自愿同意接受治疗或参加研究。只有这样才能算是一个完整、规范的知情同意过程。[①]

七、诊疗最优化原则

诊疗最优化原则，是指以最小代价获得最大效果的诊疗决策，也叫最佳方案原则。主要内容包括：效果最好，安全无害，痛苦最小，耗费最少。它充分体现了医学的宗旨、医学职业道德理想和对患者的无私关爱，有利于纠正医疗卫生行业的弊端，昭示着医疗卫生改革发展的方向。

第三节 医德的规范体系

一、医德基本规范概述

（一）医德规范体系的含义

医德规范体系是指所有医德要求按照一定的逻辑关系共同组成的医学职业行为规范系统。规范就是规则、标准，即角色要求。医德规范就是调整医务人员与患者之间、医务人员之间、医务人员与社会集体之间、医药卫生工作与整个社会之间关系的行为准则，是医务人员的道德行为和道德关系普遍规律的反映，是一定社会对阶级或医务人员行为的基本要求的概括，也是评价和判断医务人员行为善恶的标准。医德规范从维护医德主体和客体的利益出发，确定相应的义务、责任，集中体现医德的本质属性，是医德的主要内容与核心机制。

---

①黄亮,冯泽明.临床实践中实施知情同意原则的困惑及解析[J].吉林医药学院学报,2008(05):278-279.

（二）医德规范体系的构成

医德规范体系由医德原则、医德准则和医德范畴三个部分组成。它们在医德规范体系中居于不同的层次，发挥不同的作用，但三者相互关联、相互影响、相互补充。

医德原则在医德规范体系中处于最高层次和核心地位。它是反映医德体系根本性质、体现医德基本精神、高度概括医德关系及其要求的医德规范。

医德准则居于中间层次，是依据一定的医德理论和原则制定的具体医德规范。它是医德原则的具体化和现实体现，是医务人员在医疗活动中做出价值判断和行为选择的具体依据，是评价医务人员行为善恶的直接标准。

医德范畴居于最低层次，是反映医德现象及其特征和关系的普遍本质的基本概念。

二、医德规范体系的作用

医德规范体系是构成医学伦理学的主要组成部分，处于医学伦理学的主体地位，并且具有指导医德实践的重要作用。第一，为医务人员提供行为准则，提升其职业精神。医务人员是医疗活动的主体，除了需要具备丰富的专业知识、熟练的技术和良好的人际沟通能力外，更要有正确的价值观念作为自己行动的指导。第二，维护医疗关系中各方面的利益。在医德规范体系的指导下，医务人员为社会提供良好的医疗服务，满足人民的卫生保健需求，同时获得精神满足和合理的经济报酬，从而使他们和病人的利益都能得到很好的维护。第三，提高医疗行业的社会信誉。医德规范体系是社会倡导的职业规则，与医疗职业的形象和信誉密切相关。

第四节 医德范畴的基本内容

一、医德范畴的内涵

范畴是指人们对事物认识和分类的产物，是人在思维过程中用来把握事物、现象、关系等方面普遍本质的基本概念。列宁曾对范畴做过精辟的论述："范畴是区分事物过程中的一些小阶段，即认识世界的过程中的一些小阶段，是我们认识和掌握自然现象之网上纽结。"任何一门学科都有自己的范畴，如果没有范畴，人们就无从认识、研究这门学科。例如，哲学中有物质、意识、运动等范畴，经济学中有商品、价值、货币等范畴，解剖学中有系统、器官、组织等范畴。

医德范畴是对医德现象普遍性和本质性的概括总结，是医学伦理学的基本概念，它反映了医患之间、医务人员之间以及医务人员与社会之间最本质、最重要、最普遍的相互关系。医德范畴是医德体系的重要组成部分，它不仅体现了医德的基本原则和规范，而且受医德的基本原则和规范的制约。深入研究医德的基本范畴，有助于医德基本原则和医德规范的实施、医师高尚的道德情操的培养，医德基本范畴指导医师的道德行为，也有助于将客观的、外在的医德规范和要求转化为医师主观的、内在的行为，积极调动其主观能动性，增强道德责任感和自我评价能力，使其自觉调整执业中的行为，改善服务态度，转变医疗作风，从而实现医德的基本原则和规范的要求。

二、医德范畴的基本内容

案例3-6：

患者陈某某，40岁，农民，因急性阑尾炎被收入某县医院。住院后，普外总住院医师检查了患者的右下腹，认为是急性阑尾炎，并给手术室开了手术通知单。术前，该医师让在该病房实习的学生检查病人，并要求在术后完成大病历。几个实习生通过问病史和体检，发现病人先上腹痛后转移至右下腹，且右下腹有轻度压痛和反跳痛，这些都像急性阑尾炎的征象。但是，现在病人除右下腹痛外，上腹仍有些疼痛，而且上腹有轻度压痛和肌紧张，追问病人有胃病史，故而更像胃穿孔。学生将此看法报告给总住院医师。然而，总住院医师没有复查病人便说："阑尾炎我见多了，诊断没有问题，准备上手术吧！"无奈，两个实习生随他上手术台，其余在台下观看。手术右下腹切口暴露出阑尾，发现阑尾充血，同时还发现肠管间有一些食糜，因此证实了学生的怀疑是正确的。于是，切除阑尾并清洗腹腔后关腹，然后又在上腹切口暴露出胃，发现胃的后部有一个穿孔，总住院医师仅将穿孔缝合，清洗后关腹。手术后，总住院医师领导学生对该病例进行讨论时说："病人先有胃穿孔，食糜从穿孔流到右下腹，由于化学刺激导致阑尾发炎，患者虽有胃穿孔，但阑尾炎的诊断并没有错。"①

思考：

在上述案例中，你认为总住院医师的行为存在哪些问题，请进行伦理分析。

分析：

从上述案例中可以发现，总住院医师的行为存在以下问题：对门诊收入病房的病人没有仔细询问病史和详细体检就肯定了阑尾炎的诊断；实习生对急性阑尾炎的诊断提出合理的怀疑时，他没有进行复查就凭经验否定了学生的意见；术中发现胃穿孔，仅予以缝合，有复发的可能；术后在事实面前不得不承认胃穿孔的诊断，但仍坚持急性阑尾炎的诊断是正确的。从上述问题可以看出，总住院医师对病人缺乏认真负责的精神，加之盲目自信造成误诊，不但给病人增加了痛苦和经济负担，而且留下了隐患。术后，由于虚荣心，没有认真总结教训，也是缺乏医德的表现。

医德范畴主要包括权利和义务、责任和良心、功利和荣誉、审慎和保密等。随着社会的进步和医学科学的发展，医德范畴的内容将不断得到丰富和发展，并日臻完善。

（一）权利和义务

医德范畴的权利和义务包括医师的权利和义务、患者的权利和义务两个方面。医德范畴的权利是指医患双方在医学道德允许的范围内可以行使的权利和应享有的利益。医德范畴的义务是指医患双方在医学道德范围内必须履行的责任。患者的权利包括：医疗权、自主权、知情同意权、保密权和隐私权等。医疗权是患者享有的最重要的基本权利，是人权和公民健康权的重要内容。一个人患病后，有权利得到及时的救治。任何医师都有治病救人、全心全意为人民服务、坚持病人利益和社会利益相统一的医德义务。因此，任何医务

①李本富,李传俊,齐家纯,丛亚丽.临床案例伦理分析[M].北京:科学出版社,2000:40.

人员都无权拒绝病人的求医要求，任何无视患者的医疗权利、将患者拒之门外、不积极履行救治义务的行为，都是不道德的。自主权、知情同意权、保密权、隐私权均是患者的基本权利，医师应当充分尊重患者的上述权利，在提供医疗服务时充分尊重患者的意愿和自主权，及时向病人通报医疗信息，为患者保守秘密和隐私。患者在享受上述权利的同时，也承担一定的义务。这些义务主要有：尊重医务人员的职业自主权，尊重医嘱、主动配合治疗，按规定缴纳费用等。

（二）责任和良心

责任是医师对社会、对他人所承担的道德要求。良心则是一种内省意识，是人的道德认知、情感、意志等在自我意识中的统一，是人对自身行为进行道德评价和调控的核心机制。一个医师的道德责任感受良心的影响很大，有良心的医师就会有强烈的责任感，也就是古代的"医乃仁术"。如果背离了良心，往往就会做出许多违背医德的事情来。医师应对患者的生命有高度的责任感，患者的利益高于一切。悬壶济世、治病救人是每一位医师的天职，是对社会应尽的分内之事。良心是医师受教育和长期履行医德义务过程中形成的。尽职尽责地履行责任，则良心会好受，否则会感到内疚或良心受到谴责。良心对执业医师的行为起着选择、监督、评价的作用，凭着良心会有意识地防止自己思想中出现的不符合医德的私欲、邪念。医师对自己因私欲、邪念所做的事感到羞愧、悔恨，并主动反省，纠正自己的错误行为和不足之处。对执业医师来说，应避免的医疗事故因自己的疏忽大意而未能避免，放弃对危、重患者的全力抢救等，都是不负责任的，要受到良心的谴责。对那些丧尽天良、非法买卖器官的犯罪行为，除受到社会舆论的一致谴责外，还要受到法律的严惩。一个具有道德良心、高尚品质和责任感的医师是绝不会做出对患者健康和利益不利的事情的。

（三）功利和荣誉

功利也可以说成利益。医师的个人利益必须以社会集体的利益为前提，个人生活的提高、改善都要以社会、国家的发展为条件。个人利益要服从国家利益、人民利益。医师不能把个人的功利放在第一位，有的人为了个人的功利、地位和优裕的物质生活，投机钻营，心思精力不放在业务上，不顾患者的利益和安危，工作马虎，漫不经心，甚至出现差错、事故。还有的医生因碰巧治好几个疑难病就自吹自擂、唯我独尊、沽名钓誉。也有医生爱"病"但不爱"患者"，只对那些有研究价值的病例认真观察，多加关照，反之却能推就推或草率处理，这些都是不道德的。荣誉是医师理性上自尊的表现，是同功利、良心密切联系的。当社会舆论对一个人的道德评价越高，就越会提高他对自我存在的认识，促使其增强自尊心、自爱心。一个人的荣誉感越强，工作中成就越大，社会舆论评价就越高，二者相互促进。但不能把荣誉作为得到某种权力、利益或抬高身价的筹码，更不能把医疗作为猎取荣誉的手段。那些片面追求个人荣誉，贬低他人来抬高自己、诋毁同行、弄虚作假、欺骗得来的暂时的荣誉，都是极不道德的。医师都要珍视自己的荣誉，但首先要关心同行和集体荣誉，只有把个人的荣誉同医疗机构利益、同行荣誉联系在一起，才能获得更多的荣誉和患者的信任。

（四）审慎和保密

在医疗工作及医学科研中，执业医师要做到耐心细致、严谨求实、审慎但不胆怯。在做出任何诊断结论及实施处置方案时，都要十分审慎、事无巨细，力争精确无误。但不应胆小怕事，迟疑不决，贻误最佳抢救时机。医疗工作关系到千万患者的健康甚至生命，所以每个医师都必须认真、审慎地对待自己的工作。比如对一些急、重症外伤需剖腹探查的患者，手术存在一定的危险性，甚至也可能出现一些副损伤，这就要求医师必须十分审慎，选择安全有效、损伤最小的方案。近年来，医患纠纷和医疗事故屡见不鲜，这也使另一些医师在处理风险相对较高的患者时心存疑虑，甚至放弃抢救和治疗的机会，这是对他人生命的漠视，不利于医德医风的建设。由于身体上的病痛加之心理上的压力，医师的一言一行、一举一动都会引起患者的极大重视，甚至极细小的动作或说话的语调都会对其心理产生严重影响。作为医师，必须以利于患者身心健康为原则，出言要慎之又慎。

保密是执业医师的一种传统道德，是保护性医疗必不可缺的措施，其目的是为了不给患者以任何精神刺激，以良好的精神状态接受各种治疗。医师应注意两个方面：一是对自己掌握的患者的某些秘密不能泄露，更不能任意宣扬，如患性病、艾滋病、未婚妇女的妊娠流产、检查时发现患者的某些畸形等。二是在保密问题上，医师如有不慎，会给患者及其家属带来不良后果。在对患者病情及后果保密的问题上，一般是要求将病情的真实情况委婉如实地向患者及家属交代，以取得患者合作、家属支持，共同与疾病做斗争，同时要注意患者的精神状况，避免给患者带来的不良后果。

第四章 医患双方的权利、义务及医患关系

医患关系是医学伦理学研究的核心内容之一，处理好医患关系是实践医学目的、弘扬医学职业精神的关键环节。而医患的权利、义务是医患关系的核心内容。本章从医方的权利、义务，患者的权利、义务以及医患关系进行分析。

第一节 医方的权利及义务

案例4-1：

患者卢某，因不慎受伤，于2002年6月8日16时至某医院住院治疗。入院诊断为右腰腹部碾压伤，右肾挫裂伤。该院对患者采取保守治疗措施。6月9日2时，医院会诊认为患者患有失血性休克、右腹膜广泛血肿，给予输血、加快补液，积极抗休克治疗。6时，医院向患者家属交代患者病情危重，有生命危险，在积极抗休克、输血的同时为患者联系转院。7时20分，卢某转入距离较远的另一城市第一人民医院住院治疗。8时许，该院为卢某进行右肾切除和腹膜血肿清除术。术中吸出腹腔积血总量约4000mL。手术检查期间，患者卢某右肾有5处长约3cm的裂口，均深达肾盂，贯穿肾实质全层。12时50分，患者更换器官导管后突然面色发绀，颈动脉搏动消失，经抢救无效死亡。2002年12月18日，市医学会做出医疗事故技术鉴定书，认为患者因更换器官导管时反射性引起心跳呼吸骤停而死，与该医院无直接因果关系，因此本案例不属于医疗事故。但是，死者家属不同意该医疗事故鉴定结论，上告到法院。[①]

思考：

请对本案例做一分析。

分析：

医院作为医疗机构，在医疗活动中应该严格遵守医疗卫生管理法规及诊疗护理规范，对患者进行正确、及时诊治。本案中，卢某受伤后入住的首家医院进行诊治时患者被诊断为右肾挫裂伤病并对其采取保守治疗措施。而客观事实是患者右肾多处破裂，且裂口深达肾盂，贯穿肾实质全层，是严重的右肾破裂伤，这显然不宜采取保守治疗措施。该院未能及时诊断出患者病情的严重程度，存在诊断不明的过错，并且在发现患者病情发展严重的

---

①张树峰.医学伦理学要点、案例与习题[M].北京:人民军医出版社,2007:30.

情况下，仍未能及时采取有效治疗措施，存在明显治疗措施实施不力的过错，有悖于医务人员救死扶伤和精益求精的人道主义原则。在患者病情加重时，医院又将病人联系到较远的医院救治，这必然会导致病人的病情加重，违反了首诊负责制和保障患者安全的义务。虽然后转入的医院的医疗行为与患者卢某的死亡没有直接因果关系，不属于医疗事故，但因医院（尤其是首诊医院）在为卢某的诊疗行为中存在上述过错，仍应承担相应的民事赔偿责任。

一、医方的界定

有观点认为医方仅指医务人员，不包含医疗机构，也有观点认为医方仅指医疗机构，不包含医生、护士等医务人员，但是目前通说认为，医方应当包括医疗机构及其医务人员。我国《医疗事故处理条例》中也明确规定了医疗事故的主体是医疗机构及其医务人员。大部分学者接受通说的观点。其中，医疗机构是指依法取得《医疗机构执业许可证》而设立的，以保障人民健康为宗旨的，从事疾病的预防、诊断、治疗和康复活动等的卫生机构或社会组织。医务人员则指经卫生行政部门批准的在医疗、预防、保健机构中工作的各级各类医疗卫生技术人员，具体包括医师、药师、护士、技师、乡村医生等。[①]

二、医方的权利

医方的权利（Rights of Doctors）既包括医疗机构的权利也包括医务人员的权利，在这里主要探讨作为医疗行为具体实施者的医疗卫生专业技术人员的权利。

（一）基本医疗权（或称治疗主导权、医疗自主权）

基本医疗权是指在诊疗过程中，医师享有医学检查权（又称诊断权）、疾病调查权、医学研究权、医学处置权（包括处方权）、医学证明文件出具权等，即医师有权要求患者做相应的检查，有权决定治疗、处置方案等。其中，医学检查权是指执业医师在执业活动中可以根据患者的生理、心理、社会因素所致的疾病表征，给患者下达为了明确诊断而必须实施的各种医学检查、操作医嘱。疾病调查权是指为取得患者病情的最客观结论，并为制定正确的诊疗方案创造条件，执业医师有权询问患者的病史（包括患者的家族病史以及患者本人的既往病史、现病史、个人卫生习惯等）。医学处置权是指执业医师通过疾病诊断和疾病调查确定患者病情后，有权根据患者确诊的病情，对患者采取各种必要的治疗措施。应该说，医学处置权（包括处方权）是执业医师享有的执业权利中最为核心的权利，执业医师在行使该权利时，任何人不得非法干预，这就是执业医师医学处置权的独立性。此外，对于处方权，我国目前法律规定的范围还是较窄的，仅限于医师享有，但是诸如加拿大部分药师就拥有一定的处方权，美国、瑞典和英国的护士相应地拥有部分处方权[②]。出具医学证明文件权，是指执业医师有权根据需要，出具有关患者在医疗机构诊治的全部或者部分医学证明文件的权利。医学证明文件主要包括：病历摘要、病体证明、出生医学证明、死亡医学证明、疾病诊断证明等。医学研究权，指在执业活动中，执业医师有进行医学科学研究、学术交流以及参加各类专业学术团体的权利。应该说，上述基本医疗权的

①翁开源，蔡维生.卫生法学[M].北京:科学出版社,2008:47.

②杨赴云.加拿大部分药师获有限处方权[J].中国执业药师,2009(3).

优质实现需要患方的积极协助才能完成。[①]

（二）职业保障权

根据国务院颁布的《医疗机构管理条例》和卫生部制定的有关标准，执业保障权是指医师在各类医疗卫生机构执业，有权获得与其执业活动相当的医疗设备基本条件，医疗卫生机构应当提供相应的基本条件并逐步改善提高，保证医师执业技能和水平的充分发挥。这是狭义的医师执业保障权。医师权利包括执业特权和相关权利。相关权利包括获得报酬权、执业保障权、专业研习权、获得尊重权等内容。以上这些权利是基于医师的执业特权而产生的，是广义的执业保障权。我国《执业医师法》对以上权利予以明确规定，但在实践中，相关权利的保护不容乐观。[②]

（三）医疗特权或医疗裁量权

医疗特权（Therapeutic Privilege），具体指医生的治疗特权，又称医疗豁免权、特殊干涉权，是指医疗机构为履行法定义务或完成诊疗护理工作，依法对患者的就诊行为采取医学干预措施的权利。这一权利的出现是由于在社会现实的某些具体情况下，社会公共利益高于个人利益。当然，医师在特定情况下的特殊干涉权是不可以任意行使的，其法律依据散见于《执业医师法》《传染病防治法》《侵权责任法》《医疗机构管理条例》等。归纳一下，我国的医疗特权主要体现为以下六种情形：一是紧急或危急情形下的医疗处置权。二是指在临床医学实践中采取保护性医疗措施的权利，即在某些特定情境下，对患者本人告知病情可能会对其产生不良影响的，医生可以不进行告知。三是指对强制管理人员如部分传染病患者和其他具有社会危害性的人员采取强制隔离治疗等医学措施的权利。四是指必须治疗但患者非理智拒绝治疗情形下的医疗特权。一般情况下病人有权拒绝治疗，但是在特殊情况下医师可以否认病人拒绝继续治疗的决定权，如当拒绝治疗可能给病人以及其他社会成员带来严重后果或不可挽回的损失的情形。五是出现不适合实验性临床医疗情形时的医疗特权。即使在病人已经知情同意的前提下，医师在面对一些高度危险且极有可能致病人死亡或伤残的实验性医疗时，也应适时干预，甚至停止或中断实验，最大限度地保护病人的利益。六是为保护他人生命或为了社会公共利益的其他强制医疗情形。比如：为了保护未出生胎儿生命的需求，孕妇不得拒绝治疗；为了保护未成年人免受因父母放弃治疗而死亡所造成的遗弃等利益的损害，父母不得拒绝治疗；为了刑法实施的需要对疑犯进行冲洗肠胃、采集血样、取出子弹等强制医疗行为。[③]

（四）医疗行为豁免权

豁免权是对于一些造成不良后果的个人、单位或有关组织不予追究的权利。医疗行为豁免权是指医疗机构和医护人员在对患者实施合法诊疗行为时所造成的难以预防的不良后果不受追究的权利。医疗行为豁免权的权利人主体是依法获得医疗机构执业许可证书的医疗机构及依法获得执业医师资格、执业护士资格的医护人员。权利适用范围为医疗机构和

①王洪婧.医患双方权利义务研究[D].山东:中国海洋大学,2012:5.

②张慧姝.关于我国医方权利的法学研究[D].北京:北京中医药大学,2010:40.

③王洪婧.医患双方权利义务研究[D].山东:中国海洋大学,2012:7.

医护人员所进行的、履行了充分注意义务的、符合医疗规章制度和技术操作规程的合法诊疗活动。医疗行为豁免权中所指的不良后果，应当是现有医学知识和医方的设备条件及医护人员的知识能力所限而未能预见和防止的。医疗行为豁免权存在的伦理学基础在于医疗行为本身具有的免责事由。[①]

三、医方的义务

医方义务是指在医疗活动中，医方对患者及其家属乃至整个社会所负有的职责。医患关系中，医方应当承担的最根本义务为保障患者安全、充分说明义务。

（一）保障患者安全义务

患者的生命健康权益在医患关系中是法律保护的根本，保障患者安全义务自然也就成为医方的首要义务。

1.医疗行为过程中的注意义务

我国相关的法律法规没有对医生的注意义务给出明确的定义，而学者们对于医生注意义务的定义也没有统一的看法，可谓仁者见仁、智者见智。有的学者认为，医生注意义务是指医生在医疗活动中，应该具有高度的注意，对患者尽到谨慎和关心，以避免患者遭受不应有的损害或危险的责任心。也有学者认为是医师及其辅助履行人在实施医疗行为、接受患者的合同或委托时，需要谨慎预见医疗行为的后果和尽量避免医疗行为的不必要损害的义务。这两个观点指明了医生应该保有高度的责任心，避免患者遭受损害，维护患者的人身健康。我国对于医生的执业有严格的准入制度。医生必须经过长时间的专业知识学习以及临床实践，并且依法取得国家认可的医师资格证和医师执业证，才能进入医生的行业从事医疗行为。另外，医生的医疗行为具有高风险性以及不可逆转性，直接关系着人民群众的生命健康利益。所以，应该要求医生履行高度的注意义务。根据上述医疗行为的特点以及医生执业的性质，可以把医生的注意义务概括为：医疗行为人依据相关的法律法规以及职务惯例进行医疗行为时，合理运用其专业知识和专业技能预见其医疗行为的结果，并采取合理的措施避免损害结果发生的义务。[②]医生注意义务具有以下特征：第一，它是区别于一般注意义务的高度注意义务。第二，医生注意义务具有医疗技术和医学伦理的双重特性。第三，医生注意义务的内容具有开放性和动态性。第四，医生注意义务具有抽象性和概括性。

2.医疗行为过程中的忠实义务

医方在医疗过程中应当忠实于患者，做出医疗行为应当以患者的利益保护为宗旨；同时，医方对医疗过程中所接触到的患者的隐私应当保密。主要应包括以下内容：第一，医方不得做与患者利益相反之医疗行为。第二，医方行使医疗裁量权应适当、诚实。第三，对患者隐私的保密义务。[③]

---

①张慧姝.关于我国医方权利的法学研究[D].北京:北京中医药大学,2010:53.

②张亚琴.论医生的注意义务[D].南昌:南昌大学,2013:5.

③杨琳.医患关系的法律属性及权利义务研究[D].上海:华东政法大学,2011:26.

（二）说明义务

医方的说明义务是医方对患者说明其病症、治疗方法、医疗风险以及其他事项的义务或责任。患者的知情同意权即"患者在接受医疗行为时，有权利从医师处获得医疗处置方案、医疗风险等信息，并在此基础上做出是否接受该医疗行为的决定"。显然，患者知情权利的发展推动着有关医生说明义务的法律进程，医生说明义务的发展将促使和保障患者权利的实现。说明义务具有以下特征：一是主体特征性，即其主体是狭义医患关系中的医生。二是法定性，即法律明确规定医生的说明义务。三是强制性，由于医疗行为的特殊性，在整个医疗行为过程中，医生始终处于主导和强势地位，患者只能根据医生的说明才能做出有效的自我决定。

第二节　患方的权利及义务

一、患方的界定

关于"患"的范围界定有广义和狭义之分。从广义上讲，"患"既包括以诊疗为目的的病人，也包括以非诊疗为目的的患者（如整容整形患者），还包括病患家属以及除家属以外的病人监护人和利益相关人等，简称患方、患者或患者方面。狭义的定义则仅指因疾病而前来寻求诊治的病患。在此，我们普遍采用其广义的定义。[①]

二、患方的权利

患者权利是人的基本权利，理应受到国家和法律的保护。患者的权利即患者在诊疗活动中依法享有的权利。主要包括以下内容：

（一）医疗权

医疗权是指患者为维护自身的生命健康利益而有从医疗机构获得合适医疗服务的权利。医疗服务一般包括检查、诊断、治疗、康复、防疫、分娩、治疗性和预防性的服务等与特定患者有关的处理。患者在遇有疾病的危险或危害时，不但有权从医疗机构处得到医疗服务和照顾，且此种服务必须体现合理和医方对患者的照顾。[②]主要包括基本医疗权、适当医疗权、平等医疗权等内容。基本医疗权是指国家应当向公民提供必要的医疗资源，保障患者在疾病发生时能够及时获得一定的医疗服务，这是患者实现其他各项权利的前提和基础。适当医疗权是指在能够获得医疗服务的前提之下，患者在医疗过程中对医疗行为存在一定程度的期待利益，有权要求得到妥当的对待，有权获得适当的医疗服务，此即为适当医疗权。平等医疗权是指当公民的健康和生命受到疾病的侵袭时，不论其性别、年龄、社会地位、经济条件等，都享有从医疗保障机构获取平等医疗保健服务的权利。同时，该权利的平等性应该体现在患者就医的整个过程中，包括形式和实质的平等两个方面。

---

① 王洪婧.医患双方权利义务研究[D].山东：中国海洋大学，2012：2.

② 王锐.论患者权利及其民法保护[D].黑龙江：黑龙江大学，2008：26.

（二）知情同意权

知情同意权是指患者在取得医生提供其医疗决定所必需的足够信息的基础上做出医疗同意的权利。知情同意包含了知情和同意两部分的内容。知情包括对医疗背景信息的知情权、对自身疾病治疗相关具体信息的知情权等内容。同意则包括患者同意的能力、患者同意的形式、患者同意的范围、代替的同意以及紧急情况等内容。知情是同意的前提，同意是知情的结果。没有知情的同意、不能理解医生所提供信息的同意不是真正的同意。知情，主要是医务人员尤其是医生向患者提供与患者疾病有关的医疗信息的资料，并帮助患者真正理解这些信息。同意，意味着治疗、检查须获得患者的准许，甚至在所有患者身上进行的医疗措施都须经患者同意。①

（三）自我决定权或医疗自主选择权

自我决定权是指患者在与医疗机构接触时，得对自身身体和医疗行为做出最终的自己负责的决定，其意义在于使患者改变被动地位，与医师一道共同参与医疗，以维护和保有自身的生命健康利益。主要包括患者有权自主选择医疗机构和医务人员，有权自主选择是否接受治疗，有权自主决定出院或要求转院，有权自主决定是否接受相关指定的治疗、检查或药物的使用，并有权知道使用的结果，有权自主决定其器官或遗体使用情况。

（四）隐私权

患者隐私权是指患者在医疗活动中对自己的隐私利益享有的利用和保密的权利。医疗机构及其医务人员在诊疗过程中，有义务保护患者的隐私权，即应该时时处处注意保护患者隐私。例如：在对患者的身体尤其是私密部位进行检查或治疗时，应禁止无关人员在场；应加强对患者生命信息和身体隐私权的保护；做好患者病历和病情的保密工作，尤其是对一些敏感疾病信息更要防止泄露，以免对患者的隐私权造成进一步的扩大化侵害等。

三、患方的义务

患方在法律范围内可以充分享受自己的权益，但同时也必须承担一定的法律义务和社会责任，因为权利与义务紧密联系，任何片面地强调某一方面的做法都是错误和危险的。

（一）协助诊疗义务

在医疗服务活动中，患方一方面应积极配合医师的诊疗（包括法定情形下的强制诊疗），如实告知症状、按时问诊服药等，积极保持和恢复健康；另一方面，应积极选择健康的生活方式和工作方式。只有患方积极履行协助诊疗的义务，才能更好地实现医患双方所共同期望的诊疗目标。因此，这一内容也应成为患方必不可少的一项法定义务。

（二）遵守医疗机构规章制度的义务

医疗机构是以治病救人、保护人民身体健康为核心的社会组织。为了维护医疗机构及其各项管理制度的正常运行和患者就医权利的有效实现，遵守医疗机构的各项规章制度是患者义不容辞的义务。②

---

① 姚非凡.医患关系中患者权利研究[D].南京：南京中医药大学，2011：5.
② 王洪婧.医患双方权利义务研究[D].山东：中国海洋大学，2012：13.

（三）尊重医务人员及其工作的义务

医务人员的合法权益受法律保护，医患双方在互相尊重、互相信赖的基础上进行的医疗协作是有利于患者的疾病治疗的。医方的工作、医务人员的人格和患者自身人格一样，需要受到尊重和保护。

（四）自觉支付医疗费用的义务

现有医疗体制下，虽然医疗机构有营利性和非营利性之分，但总体而言，我国的医疗机构基本上都实行有偿服务，所以患方有支付相应医疗费用的义务。为了维护医疗机构的正常运转，我们要坚决抵制和避免恶意医疗欠费情况的发生。

（五）支持医学科学发展的义务

在生命科学领域，尚有诸多未被现代医学科学破解的难题，因此，医学科学的进步需要广大医务人员和患者的共同努力。法律法规规定执业医师享有医学研究权、临床性医学试验权等，这就意味着患方有协助和支持医方为我国医学事业的进步做贡献的义务。

第三节　医患关系

一、医患关系概述

案例4-2：

患者张某某，女，60岁，因其患直肠癌晚期，医生行麦氏手术。术后6个月，病人复诊时，另一医生发现手术医生将消毒纱布留在病人阴道内。随即取出，病人对此极为不满，要追究手术医生的责任。手术医生得知后，当即打电话向病人赔礼道歉，电话内容为："我对你并没有什么印象，也记不清楚是哪位病人了。我昨日听到风言风语……你手术已经6个月，你出院后为什么没有来找我复查？消毒纱布遗留在你的阴道内给你带来了痛苦，我向你赔礼道歉。"[①]

思考：

对上述医生的电话内容进行伦理分析。

分析：

从技术关系上来看，医生将消毒纱布遗留在病人阴道内，这是对患者的极其不负责任。从非技术关系来看，医生说"对你没有什么印象"，说明没有创造良好的医患关系和谈话气氛。医生说"我昨日听到风言风语……"，说明对自己的差错缺乏深刻的认识。医生还说"6个月没有来找我复查"，似有推脱责任之意。

综上所述，医生既然有差错，就应向病人谈清楚，否则是对病人知情权的不尊重，而且还应向患者诚心诚意地赔礼道歉。

（一）医患关系的概念

医患关系是指医方与患方在医疗实践活动中基于病人健康利益所构成的一种医学人际

---

①李本富,李传俊,齐家纯,丛亚丽.临床案例伦理分析[M].北京:科学出版社,2000:27.

关系。狭义的医患关系是指医生或医务人员与病人个人之间构成的医学人际关系。广义的医患关系是指以医务人员（医生、护士、医技人员）为主体的群体和以患者为中心的群体之间所建立起来的医疗供求关系。

医患关系是医学关系中最基本、最核心的关系。医务人员与病人因健康利益而紧密相连。病人把健康和生命的希望都寄托在医务人员身上，视其为"生命的守护神"，医务人员则应凭借自己的专业知识、技能及医德修养帮助病人实现健康诉求，同时实现自身价值。也就是说，医患之间有着共同的利益和目标，而且医患关系贯穿于整个医疗活动、医学发展的全过程。

（二）医患关系的内容

根据与诊治技术实施有无关系，医患关系可分为技术关系和非技术关系。

1.技术关系

医患之间的技术关系是指医患双方围绕着诊断、治疗、护理以及预防、保健、康复等具体医学行为技术中技术因素所构成的互动关系。比如医生询问患者病史，患者给出回答，或者患者拿着医生开的血液化验单去检验科，找技术人员进行抽血、化验等，这是医患关系最主要、最基本的形式。

2.非技术关系

医患之间的非技术关系是指医患双方围绕着情感、心理和思想等具体医学行为中一切非技术因素所构成的互动关系。这种关系主要包括道德关系、经济关系、价值关系、法律关系等。

（三）医患关系的性质

医患关系作为一种特殊的社会人际关系，其表现形式随着社会环境的变化而不断发生新的变化，但是其伦理属性作为本质属性的事实始终不变，即医患之间为双向道德联系，医患双方都必须遵守一定的道德规范，才能进入具体的交往关系中。

1.医患关系是医疗契约性质的关系

医疗契约又被称为医疗合同，指的是患者与医疗机构之间设立、变更、终止民事权利与义务关系的协议。这种协议包括了"要约"与"承诺"的内容。比如，患者到医疗机构挂号就医是求诊的"要约"，而医疗机构收取挂号费并且交付挂号单是对患者的"承诺"。这样，如果医生与患者中有一方或双方未按契约履行义务，就要承担违约的法律责任。但是，医务人员签订契约并不表明只是简单地履行签字程序，而是真正地树立敬业精神，遵守职业道德，履行专业职责，在病人生命处于危险中时，能够切实地为其健康服务。

2.医患关系是信托关系

信托关系指的是医务人员和医疗机构因为受到患者的信任和委托，来保障患者的健康利益不受损害并且有所促进而与患者形成的一种关系。这种信托关系是建立在独立人格的基础之上的，是一种平等的关系。信任在先，托付在后，医患之间只有相互尊重、相互信任，才能共同战胜疾病，信则两利，疑则两伤。

二、医患关系模型

（一）医患关系模式概念

医患关系模式是指在医疗卫生活动中形成的描述和概括医患关系的标准样式。医患关系模式是医学模式在人际关系中的具体体现。

根据医患交往内容不同，可以将医患交往分为技术型交往和非技术型交往。而这种分类正是医患交往的关键所在，因为医患关系的发生，归因于疾病的存在，而疾病的诊断、预防和治疗离不开医学科学技术，没有专门的医学科技知识，就不可能达到防治疾病的目的。所以，以技术性交往为主要特点的医患技术关系是医患关系的首要模式。与此相反，就是从技术关系之外去探究医患之间其他关系的医患关系学非技术模式。

（二）医患关系的基本模型

医患技术关系模式主要是指医患之间针对诊断、治疗、护理以及预防保健的具体方法而进行沟通与交往时所形成的关系。目前比较公认的关于医患关系模式的理论主要有三种：萨斯—荷伦德模式、维奇模式和布朗斯坦模式。

1.萨斯—荷伦德模式

萨斯—荷伦德模式是由美国的两位医生萨斯和荷伦德提出的。1956年，他们在《内科学成就》上发表了《医患关系的基本模式》一文，根据医疗措施的决定和执行过程中医生和患者各自主动性的大小划分出了医患关系的不同模式，分别为主动—被动型、指导—合作型、共同参与型。

主动—被动型模式是把患者置于被动地位，而医生处于主动的主导地位的一种模式，常用于手术、麻醉、抗感染治疗等技术。对休克、昏迷、某些精神疾病、智力严重低下等疾病，这种模式很常见。其特点在于医患双方在医疗活动中并不进行双向的互动，而是由医生对患者进行单向的作用。在这种模式中，医生的权威性在医疗过程中得到了充分肯定，他们处于主动地位。相反，患者处于被动地位，并以服从为前提。因此，该模式有利于发挥医生的积极作用，但是对于具备自主思考能力的患者来说，这种模式往往容易造成医患双方的紧张。

指导—合作型模式是一种一方指导、另一方配合的有限度地合作的过渡模式，它是存在最为广泛的一种医患关系。其特点在于医患双方在医疗活动中都是主动的：医生有权威性，充当指导者；病人接受医生的指导，密切配合，并可以对治疗效果提供信息，提出意见和要求。按照这个模式，在临床实践活动中，医生的作用占优势，可以充分发挥医生的知识与能力，同时又有限度地调动病人的主动性，鼓励患者参与，使得医患双方密切配合。

共同参与型模式是一种以平等关系为基础的医患关系模式，双方有近似的同等权利，从事于双方都满意的活动。其特点在于强调医生和病人都处于平等的地位，是一种同志或朋友般的相互依存、相互需要和相互作用的民主的关系，都具有治好疾病的共同愿望和要求。在这个模式中，医生和病人均处于主动，彼此相互依存，作为伙伴在一起工作，埋头于双方都感到满意的活动。对于提高诊治水平、建立良好的医患关系而言，这种模式具有现实的意义，但是这种模式对患者的知识与能力提出了过高的要求，它的实现并不容易。

2.维奇医患关系模式

美国学者罗布特·维奇依据医生在医患关系中所充当的不同角色，提出三种医患关系模式：纯技术模式、权威模式、契约模式。

纯技术模式又称工程模式。在这种模式中，医生充当一名纯科学家的角色从事医疗工作，只管技术，不问其他。医生只将所有与疾病、健康有关的事实提供给病人，让病人接受这些事实，然后医生根据这些事实，解决相应的问题。这是一种把病人当成生物变量的生物医学阶段的医患关系模式，在新的医学模式问世后它已淡出。

权威模式又称教士模式。在这种模式中，医生充当家长的角色，具有巨大的权威性，医生不仅有为病人做出医学决定的权利，而且具有做出道德决定的权利。一切均由医生决定，病人丧失了自主权，不利于调动病人的主观能动性。

契约模式是指医患之间关系是一种非法律性的关于医患双方责任与利益的约定。在这种模式中，尽管医患双方都不感到彼此之间是完全平等的，但都感到相互之间有一些共同利益，并在分享道德权利时遇到的责任，同时对做出的各种决定负责。按照这种模式，医疗过程中的一些具体技术措施实施的决定，由医生负责。维奇认为，契约模式是较令人满意的模式。

3.布朗斯坦医患关系模式

在《行为科学在医学中的应用》一书中，布朗斯坦提出了医患关系的传统模式和人道模式。

传统模式是指医生拥有绝对权威，为患者做出决定，患者则听命服从，执行决定。传统模式是长期以来医疗领域普遍存在的医患关系模式，由于医患之间存在着绝对负责—信任的关系纽带，并且在医疗技术的掌握方面医患之间的信息具有非对称性，传统模式有着其合理性。

人道模式是将患者看成是完整的个人，诊断中重视患者的心理、社会方面，对患者不仅予以技术方面的帮助，而且医生要有同情、关切和负责的态度，体现对患者意志和权利的尊重。在医患关系的人道模式下，患者主动参与医疗过程，在做医疗处置决定时有发言权并承担责任，医生在很大程度上是教育者、引导者和顾问。

医患非技术关系模式是指在医疗活动过程中医生和患者由于社会、心理、情感、经济、文化等诸方面的影响，所形成的道德关系、利益关系、法律关系、文化关系和社会关系等非技术关系。医患之间的非技术关系是医患关系中重要的方面。传统生物医学模式之所以见病不见人，其根本疏漏就在于医生只关心患者的病，而忽略了人。新的医学模式（即生物—心理—社会模式）的主要特点就在于以患者为中心，首先把患者当成一个人，然后才看病，即重视医患之间的非技术关系。医患之间的非技术关系主要包括：伦理关系、利益关系、法律关系、文化关系。

我国多年来对医患关系模式的讨论，主要都是集中在医患关系的非技术方面，即不是关于预防、诊疗和治疗过程中的医生与患者的相互关系，而是关于求医过程中医生与患者的社会、心理方面的关系，也就是通常所说的服务态度、医德医风等医患之间的非技术关系。

（三）和谐医患关系伦理

案例4-3：

患者宋某，男，56岁，农民。因其左小腿丹毒复发，到某医院就诊，医生给他开了价格较贵的新抗生素，患者要求改用过去复发有效而便宜的青霉素，医生不耐烦地说："是你说了算还是我说了算？难道我还会害你！"患者无奈，只好无奈离去。[①]

思考：

请对医生的言行进行伦理分析。

分析：

在治疗中，医生有处方权，患者也有知情权，此案例中医患权利发生了冲突，当然医生并非有意害患者，而患者的要求也并不过分。此时，医生应耐心解释使用新抗生素的原因，争取让患者接受。但是，医生不仅没有说明原因，反而运用职权让患者接受，这是不尊重患者的权利的表现。在市场经济的条件下，有些医生出于经济利益的考虑，使用价格昂贵的进口药或新药，对传统有效而便宜的药物不屑一顾，该案例不排除这种可能性，当然也不排除医生担心青霉素耐药而使用新抗生素的可能性。

1.和谐医患关系伦理概述

和谐医患关系是指医患双方基于互相理解、尊重、信任而形成的积极配合、共同战胜疾病的融洽关系，尤其是当遇到矛盾与纠纷时，能以理性、合法的方式化解利益冲突，以防止出现对立的交往关系。

医患关系是社会关系的重要组成部分。建立和谐医患关系不仅是形成良好的医疗环境、保护医患双方利益的需要，也是体现医学的人文属性、建立和谐社会的基本要求之一，具有重要的现实意义。和谐的医患关系有利于促进病人的身心健康，有利于推进医德建设，有利于推进医学事业发展。

2.医患关系不和谐的原因

医患关系是当前社会上的一个热门话题，是医院与社会之间最重要的一种关系，医患关系是否和谐直接影响到社会的稳定和发展。在我国，医患关系总体发展趋势是好的，法律、法规逐渐健全并与国际接轨，公民道德建设及文明素质培养已提到十分重要的位置。但从现状来看，由于法规效应的滞后性以及公民道德水准的不平衡，医患关系不协调甚至紧张的现象还比较普遍，一些隐含的医患矛盾还没有得到有效解决，还必须引起足够的关注。医院暴力倾向愈演愈烈、医疗索赔越来越高、医疗纠纷剧增和医生倦怠以及医学防御等现象依然频发。

医患不和谐，表面上是医患双方之间不和谐，而实质上是医方、患方和政府等多方面之间的不和谐，既有社会的因素，又有医方和患方的因素，主要体现在以下三个方面。

---

①李本富,李传俊,齐家纯,丛亚丽.临床案例伦理分析[M].北京:科学出版社,2000:13.

（1）社会因素

①医疗服务公平性差，卫生资源配置不合理。长期以来，由于我国医疗卫生资源配置不合理，医疗卫生体系呈现"倒金字塔形"，即优势的医疗资源80%集中在城市，农村仅占20%，而城市医疗资源的80%又集中在大医院。基层医疗卫生机构的服务质量和医疗条件不能满足群众的基本就医需要。

②政府对医疗卫生投入不足。医疗卫生事业关乎国民的健康和生命，关系到每个人最基本的权利，公益性是其本质属性。这就决定了政府必须对医疗卫生体系给予足够的投入，来保证医疗服务的公平性，使人人可以平等地享有基本的医疗保障服务。但是，我国目前对医疗卫生投入占比远低于发达国家，即使同一些发展中国家相比，也有一定的差距。

③立法不完善。目前，我国法学界对医学法学的研究大多限定在医疗损害赔偿等保护性法律关系问题研究上，而对于医患之间的调整性法律关系的研究尚属缺乏。如果调整性法律关系不明确，就无法确立医患法律关系，更无法引导医疗政策制定的法制化。

④媒体宣传报道的不负责任。随着传媒业市场化竞争的日益加剧，各家媒体为了维持和扩大受众面，竞相推出大众感兴趣的热点新闻，以达到扩大市场占有率的目的。他们常常把医患关系理解成为商业流通中消费行为关系，而不考虑医学的风险性和不可预知性。由于公众对医学知识相对缺乏以及对医疗工作高风险和局限性的不理解，媒体过分渲染、刻意炒作，强调患方的弱势群体地位，并带有明显的感情色彩，于是医生成了患者假想中的"敌人"与法庭上的"被告"，院方的合法权益和正当权利没有得到应有的珍视。媒体的这种行径对医患关系的紧张起了推波助澜的负面作用。

（2）医院因素

①医疗技术的局限性。医学是一门经验性很强的科学，在医患纠纷中，由于技术原因出现的误诊及误治的比例也高过64%以上，在所有医疗纠纷中，技术事故平均占有18%以上。医疗领域中充满着未知数和变数，加上医务人员的医疗技术也存在差异，即使在医学飞速发展的今天，国内外一致承认确诊率也只有70%左右，各种急重症抢救成功率在70%～80%左右，相当一部分疾病原因不明、诊断困难，甚至有较高的误诊率，治疗无望。医疗对象是千差万别的复杂体，有社会属性，也有自然属性，就是一些常见病、多发病在有些人身上也出现向复杂性转变的可能，这就是医学的无奈。

②部分医务人员医德滑坡。医疗活动本是一种高度专业性的社会公益性活动，医务人员履行着救死扶伤、治病防病的职责。然而，在市场经济条件下，医患矛盾更深层地与利益得失有关。部分医务人员受到拜金主义、个人享乐主义的影响，表现出服务意识淡化、责任心不强、追求物质利益等现象。

③医学模式的转变不到位。现代医学模式使人们认知发生疾病的原因除了生物学因素外，还有生物因素、个人行为与心理因素等，只看到单纯生物学因素，而看不到人的存在，看不到人的生存和发展所依托的广阔的社会环境和自然环境。把病人当作零件损坏的机器，头痛医头，脚痛医脚，将医学认识的客观性和主体性的分裂，不注意待人的思维定

式，是医学实践理性及其技术表征的"至上性"的"统治"的结果，必然导致将病人"非人格化"的倾向。

④医院缺乏有效的管理、监督和处理制度。尽管医院有了比较健全的规章制度和责任制。然而，由于缺乏有效的管理、监督和处理制度，有章不循、违章操作等现象时有发生，造成医疗秩序不规范、医疗流程不合理、医疗环境差等状况，容易引发医患纠纷。

（3）患方因素

①病人不当维权。只强调"维权"不注重"自律"是普遍存在的现象，让患者明白自己的疾病状况并做出相应的医疗选择，是在向传统医学模式挑战以及与国际接轨方面迈进一步。但医患双方必须相互理解、友好合作，需要做出理性的调整，而不能一味地强调知情同意权、隐私权、择医权……却不配合医院合理的诊疗方案，当治疗效果受到影响时，就会用"维权"来捍卫自己的利益，这样必然导致医疗秩序混乱，激化医患矛盾。

②信息的不对称。医疗信息不对称是指在诊疗过程中相互对应的医患之间，医生拥有而患者不拥有或少量拥有诊疗信息，并由此形成在医疗活动和医患关系中信息分布、掌握不均衡的状态。所有患者一踏进医院大门，就都把希望寄托在医生身上，而且期望值过高，这既是对医生的无比信任，也给医生带来无比的压力和责任。医学研究的对象为复杂人的生理与心理结构，这就决定了医疗行为的高风险职业特征，救命与侵害并存，成功与失败同在。成功与救命带给人们的是健康、快乐的效果，而失败与侵害则会给患者或亲人留下无尽的生理或心理上的痛苦以及经济上的困境。对此，大多数病人及其家属能够理智对待，而部分家属不能接受和理解治疗效果的不理想或正常出现并发症以及不可预料的医疗意外等，对医务人员产生怀疑，从而导致纠纷的发生。

3.和谐医患关系的对策

医学首先关注人的存在，具有生命的人的存在是医疗发展的首要前提。构建和谐医患关系是以人为本思想的具体实践，是全面落实医学人本论的必然要求。

（1）政府切实承担起公共卫生职责

要建构和谐的医患关系，必须从完善医院尤其是公立医院的运行机制下手，坚持和维护医院的公益化的性质，坚持和维护人民群众的利益，坚持为人民服务。具体到中国国情，我们必须坚持走中国特色的医疗卫生事业的发展之路，充分发挥我国政府保障人民群众医疗卫生需求的主导性作用，不断改革医疗卫生服务体制，不断转换我国公立医院的运行制度，坚持弘扬医疗卫生事业为了广大人民群众的生命健康服务的公益性质，不断加强政府对于医疗卫生行业的监管力度，不断拓展农村及社区的医疗卫生服务数量和规模。

（2）医院内部管理是构建和谐医患关系的保障

各级医疗机构应坚持以下原则：坚持医疗机构的公益性质，以社会效益为基准，合理用药、检查和收费，以最低的成本为患者解除病痛；建立医疗风险防范和解决机制；加强医疗过程中人文服务的研究，规范就医疗程，提高医护人员工作效率；提升医务人员的职业责任感，加强对于医护人员的监督，加强医务人员的医德建设。

（3）患者包容理解是构建和谐医患关系的关键

通过开展医疗知识的普及性宣传，尊重患者知情权，加强医患沟通，做好医疗信息的公示和收集以及及时化解矛盾等方式，增强患者的包容与理解。

（4）媒体正确引导是构建和谐医患关系的平台

媒体是舆论引导者的身份决定了它既是道德的捍卫者，又是道德的践行者，社会责任是媒体职业道德的核心价值和道德自律的目标指向。媒体报道要有利于解决实际问题，要对社会有积极意义，这就对媒体的视野和社会责任提出了更高的要求。所以，承担起建构和谐医患关系的平台和桥梁，是新闻媒体不容推卸的社会责任。医疗卫生服务关系到人民群众的切身权益，是全社会关注的热点，更是新闻媒体宣传报道的焦点。医疗机构要高度重视与新闻媒体的沟通联系，及时向权威媒体提供全面、准确的信息，让新闻媒体及时了解真实情况，发挥积极的舆论导向作用。对于新闻媒体揭露出来的医疗卫生服务中确实存在的客观问题，医疗机构应当正确对待，不护短、不隐瞒，积极主动地应对新闻媒体和患者的质疑，并拿出切实有效的措施。医院宣传部门要坚持学习新闻传播知识，学着跟新闻媒体打交道，提高正面宣传医院形象的能力水平，以客观实际、积极主动的态度应对医患纠纷事件，携手新闻媒体共同建构和谐医患关系。

第五章 预防医学的伦理道德

随着社会的进步和医学技术的发展，人们的健康观念也发生了相应的转变。社会性、整体性的卫生观念开始深入人心，人们对疾病的潜在威胁越来越关注和防范，现代预防的概念已渗透到疾病发生、发展和转归的全过程，预防医学发挥着越来越重要的作用，对其相应的道德要求也越来越高。因此，加强预防保健和环境保护工作中的道德建设，对减少和消灭致病因素、提高人群的整体素质、保持社会安定以及促进社会进步具有重要意义。预防医学（Preventive Medicine）是卫生事业的重要组成部分。预防医学就是探讨自然、社会、劳动、生活等条件和人类健康的关系，研究社会人群健康和疾病发生发展规律，制定相应的预防、控制和消除疾病发生与流行的对策，着眼于改善和优化人类生存环境，保障人类健康水平的医学科学。

第一节 预防医学与伦理

案例 5-1：

"无论是谁，我都不想见……最大的心愿就是做自己的小本生意、健健康康，永永远远不要再被提起。"

2002 年 12 月 10 日，广东河源人黄杏初因发烧住进当地医院，一周后病情加重，转送至广州军区总医院抢救。呼吸科主任黄文杰决定要给黄杏初进行机械呼吸改善病人通气。到第二天，病人神志清醒，呼吸困难有所缓解，情绪逐渐稳定，但面对如此重症的"肺炎"，他们不敢有丝毫的懈怠，继续采用抗病毒、抗菌药物进行系统治疗。一位医生加一名护士，夜以继日地轮流监护病人，广州军区总医院将最贵重的呼吸机和监护仪器都用到了黄杏初身上，主任黄文杰和呼吸专家们一天无数次地查看他，严密检测生命体征等病情。

入院后四五天，黄杏初的情况终于有所好转。第七天，黄杏初的体温逐渐变得正常，23 天后黄杏初康复出院。在这短短的一周时间里，河源市人民医院与黄杏初接触过的人中有 11 人感染，其中有 8 名是医护人员。

黄文杰和他的同事多少有些后怕，但医护人员的天职让他们一次次义无反顾地踏向"雷场"。为正确诊治一名名"非典"病人，他们冒着风险，为病人查咽喉、听肺部呼吸音的变化，在抢救危重病人时，一次次冒着被气管里喷出的分泌物感染的危险。他一次次叮嘱自己的战友：进病房一定要戴口罩、手套，每做完一次检查或治疗都要清洁洗手，病房要随时通风……

然而，黄杏初出院后就销声匿迹了。他后来成为全球首例非典报告病例。尽管后来证实，在佛山有人比他更早得病，但"黄杏初"三个字，给人们留下太深刻的印象，以至于难以忘怀。

广东省流行病防治研究所专门成立了一个流行病小组，开展"溯源行动"，也就是说，要在短期内找到20个最早发现并已治愈的"非典"病人，对他们的发病情况进行调查研究。而黄杏初就是要找到的病人之一。

其实，黄杏初的神秘失踪很容易被常人理解。

因为黄杏初，他所在的村子成了"非典"发源地，5000亩西瓜都该采摘了，却卖不出去，没瓜贩敢要。

因为黄杏初，他打工的酒楼自从媒体曝光后，生意一落千丈，时下已经易人。

正因为许多人都把他当"瘟神"避让，黄杏初才四处躲藏，无颜见人。

2003年5月23日，一度被传神秘失踪的黄杏初终于再次出现在广州军区总医院，并勇敢地面对媒体说："我没有失踪！"随后捐献了150mL的血浆，他愿意从国家抗击"非典"的角度出发，为更多人的福祉考虑，他有这样的责任心和公德心。[①]

思考：

1.在本案例中，应该如何评价涉及的道德行为主体各自的行为？

2.案例中的医护人员遵循了哪些道德规范？

3.在疾病预防工作中，预防医学工作者及相关机构应遵循怎样的伦理准则？

分析：

案例中，涉及医护人员、患者以及广东省流行病防治研究所三方道德行为主体。以黄文杰为代表的医护人员在救治患者的过程中不惧疾病，爱岗敬业，奉献实干，遵循了相应的道德规范，承担了应有的责任。从黄杏初被确诊为非典到治愈出院之后的"销声匿迹"和最终出现并捐献150mL的血清，为国家抗击非典做贡献，表现出预防医学的超前性和滞后性、长期性和艰巨性特点。而广东省流行病防治研究所专门成立流行病小组，遵循预防医学工作的基本准则，从社会大众利益与健康出发，开展"溯源行动"，对其发病情况进行调查研究，为日后有效预防非典做准备。

一、预防医学概述

（一）预防医学的含义

预防医学（Preventive Medicine）是以人群为主要研究对象，运用基础医学、临床医学、医学统计学、流行病学、环境卫生科学、社会和行为科学及宏观和微观相结合的方法，研究如何通过采取适当的干预措施达到防止疾病发生，控制疾病发展，尽可能维持和恢复机体功能，着眼于改善和优化人类生存环境，保障人类健康水平的医学科学。

---

①华琪.非典警示录SARS过后的沉思[M].北京:华文出版社,2003.

预防医学是从临床医学、基础医学发展分化而来，它探查自然和社会环境因素对人群健康和疾病作用的规律，分析环境中主要致病因素对人群健康的影响，制定防治对策，并通过公共卫生措施达到促进健康和预防疾病的目的。预防医学能够以其特有的方式解决临床医学所不能解决的问题。在某些情况下，预防更有利于保护人们的健康，例如：大部分职业病、癌症、艾滋病等疾病只能采用预防的措施才能使人们摆脱其危害，而临床治疗远远达不到这种效果。从总体上讲，预防工作和临床医疗工作的根本目标都是为人民的身心健康服务，但由于其工作对象、任务、内容、方法等方面的差异，使预防医学工作表现出鲜明的特殊性。

（二）预防医学的特点

1.预防医学工作具有超前性和滞后性

预防医学的超前性是指疾病预防的着眼点应在疾病发生之前，防患于未然，并贯穿于疾病发生和发展的全过程。严格来说，它覆盖于疾病发生前后的各个阶段。而预防医学的滞后性是指预防医学带来的效益往往不能立即得以体现，需要经过较长一段时间才能显现。

2.预防医学工作具有公益性与福利性

公益性与福利性是预防医学的本质特性。一般来说，社会卫生事业是政府实行一定福利政策的社会公益事业，特别是发达国家基本上都对预防体系的建立做出这样的规定。而预防医学工作的开展正是实现这种公益事业、造福社会公众的有效途径。

3.预防医学工作具有长期性和艰巨性

预防医学的长期性是指对于预防医学工作来说，防止和杜绝某种疾病的发生或流行，是一项庞大繁杂的社会系统工程，是长期性的历史任务。预防工作关系到广大人民群众的健康安危，关系到社会的繁荣稳定，还关系到民族和子孙后代的幸福。预防工作任重而道远，必须谨慎对待。

4.预防医学工作具有全球性和广泛性

预防医学工作是造福于全人类的一项工作，此外，由于全球化加速不同国家间的交流日益频繁，这会使某种疾病在全球蔓延，使得预防医学工作范围扩大，要兼顾全人类的身体健康以及全球环境。预防医学工作不仅仅局限于对某种疾病的控制、消除，还有对与之相关的自然、社会、劳动、生活等条件对人类健康影响的研究。

二、预防医学的道德规范和行为准则

（一）预防医学的道德规范

1.爱岗敬业，奉献实干，献身预防

预防医学工作要求医护人员应具有系统的专业知识和技能，还应具有忠于职守、爱岗敬业、对全社会负责的献身精神。医护人员要充分认识到职业赋予自己的重大责任，充分认识到自己所从事职业的社会价值，增强责任心和自信心。另外，预防医学工作范围广、内容复杂、条件艰苦，预防医学者须深入到灾区、疫区调查疫情、检测尘毒、消灭传染源，甚至直接面对烈性病传染的救治与处理，尤其是在突发公共卫生事件或由灾难引发的传染病中，受感染的可能性很大，这就要求预防医学工作者在做好自身防护的同时，还要不畏艰苦、尽职尽责、知难而进、勇于献身，为人民的健康而奋斗，为崇高职业而献身。

2.宣传大卫生观，贯彻预防为主的理念

"预防为主、防治结合"是我国卫生工作的方针。预防医学工作者必须坚持预防为主的思想，在实际工作中认真负责、积极主动地采取各种措施维护和改善环境，消灭可能引发疾病的各种因素。面对已经出现的疫情，要积极采取措施，隔离传染源，切断传染渠道，保护易感人群，有效地控制疫情发展，绝不能疏忽大意。

3.言传身教，提倡健康行为习惯双向互动

预防医学工作者在做预防工作的同时，要直接面向社会不同行业的各类人群做好宣传教育工作，耐心细致地宣传预防医学的意义和方法。要广泛利用多条途径、多种手段，有针对性地、及时地开展各项宣传工作，强化公民的"大卫生"观念，调动社会各界参与卫生预防工作的积极性，普及防病保健知识，引导养成良好的卫生习惯，培养健康文明、科学的生活方式。同时，预防医学工作者本身要做到以身作则，起表率作用，才能有效达到预防医学工作的预期目的。

4.清正廉洁，秉公执法，守护健康，甘于做幕后英雄

预防医学的许多工作是通过卫生法规来实施的，它具有很强的政策法规性，清正廉洁、秉公执法是卫生监督机构的重要职责。我国的卫生法以宪法、卫生法律、卫生法规、卫生规章、技术性法规、国际卫生条约和公约等形式颁布。这使预防医学工作者在工作时有了法律依据，在执行公务时往往以执法者的面貌出现，以保证工作顺利进行。但在现实社会中，有些单位和个人为了自身利益而违反法律法规，还使用各种利诱、威逼手段，企图使预防医学工作者放弃执法权。因此，预防医学工作者应该学法、懂法、用法，做好卫生法规定的宣传、执行和监督。在工作中必须做到以事实为依据，以法律为准绳，坚持原则、秉公执法，执法必严、违法必究，不徇私情、不谋私利，忠诚地履行自己的社会责任。

（二）预防医学的行为准则

目前，预防医学工作应遵循的行为准则主要来自两个方面：

1.美国公共卫生学会提出的12条"公共卫生伦理实践的原则"

（1）公共卫生应当从原则上强调疾病的根本原因和健康要求，以预防对健康的不良后果；

（2）公共卫生应以一种尊重社会中个人权利的方式来促进社会社区人群的健康；

（3）公共卫生政策、方案和优先性的提出和评价应当通过一系列的步骤措施来确保社会社区成员都有参与的机会；

（4）公共卫生应当提出和努力赋予每一个成员社会基本的健康资源和必要的健康条件；

（5）公共卫生应当为有效地实施政策寻求相关信息，以保护和促进健康；

（6）公共卫生机构应当为社会社区提供其所拥有的信息；

（7）公共卫生机构应当基于其拥有的信息，在公众赋予的资源和授权的范围内及时采取行动；

（8）公共卫生方案和政策应当把各种取向整合起来，预先考虑到和尊重社会价值观、信仰和文化的多元性；

（9）公共卫生的方案和政策应当以最能促进自然和社会环境改善的方式来实施；

（10）公共卫生机构应当保护个人或者社区信息，除非能证明不公开会给公众或社会带来重大伤害，否则就不应该公开；

（11）公共卫生机构应当保证自己的从业人员是胜任本职工作的；

（12）公共卫生机构和其他从业人员应当联合起来，为建立公众的信任和体制的有效运转而努力。

2.从SARS教训中总结出来的伦理原则

彼得·辛格等人从加拿大多伦多的SARS教训中总结出10条伦理原则：

（1）个人自由原则；

（2）保护公众不受侵害原则；

（3）比例关系原则；

（4）互惠互利原则；

（5）透明原则；

（6）隐私原则；

（7）保护社区名誉不受损害原则；

（8）提供医护责任原则；

（9）平等原则；

（10）团结原则。

第二节　健康教育的道德规范

案例5-2：

大学生，女，自诉一年来多梦、睡眠差，头部发胀，读书时症状加重，心悸、气短、全身乏力、烦躁、易怒、健忘。体格检查未发现异常，临床诊断为神经衰弱。经多次复诊服药均不见好转。医生让患者详细谈谈她的情况。她承认以前很健康，但考上大学后学习一直紧张，压力非常大，任何事一个人反复思考，不愿与别人商量，于是逐渐出现了以上症状。[①]

思考：

影响健康的因素有哪些？新健康观的伦理要求是什么？

---

①郭楠,刘艳英.医学伦理学案例教程[M].北京:人民军医出版社,2013:140.

分析：

案例中的女大学生进入大学以来承受着学习的压力，遇事又不愿寻求家人和朋友的帮助，长此以往导致身体出现不适，这就说明当前我国的健康教育工作还存在一定问题，健康教育者并未切实遵守动员全社会广泛参与的道德规范。现代社会的健康问题涉及面很广，不仅有个人学习生活压力导致的心理、生理问题，更有宏观经济、交通、农业、教育、住房、就业等部门政策，都会对人们健康产生深刻影响。这些因素不仅导致人们产生不良情绪，更会危害人们的身体健康。这就要求健康教育者必须广泛调动全社会的参与积极性，为不同的服务对象选择适宜的医疗技术，合理分配各种卫生资源，在现实生活中要以身作则，时刻引导人们注重自身健康道德规范。健康教育者应积极帮助人们改变危害自身健康的生活方式和行为习惯，树立健康的生活方式。

一、健康教育的内涵

健康教育是指通过有计划、组织、系统的教育活动，促使人们自愿地采取并采用有利于健康的行为，消除或降低危险因素，降低发病率、伤残率和死亡率，提高生活质量，并对教育效果予以评估。健康教育是改善、达到、维持和促进个体和社会健康的一种有效手段，它的重点是促进健康，不仅仅是疾病的预防。其主要任务是：建立或促进个人和社会对预防疾病和促进健康的自我责任感；促进个体和社会做出明智的决策，选择有利于健康的行为；有效地促进全社会都来关心健康以及疾病预防问题。

二、健康教育的意义

（一）有利于提高人群的整体素质

随着我国健康教育广泛深入开展，人们可以通过报纸、电视、网络及面对面咨询等途径接触各种保健知识。健康作为人的一项基本需要和权利，也是社会发展的重要标志和潜在动力，是物质文明建设的保证，是精神文明的体现，要求人们重视健康的价值，树立正确的健康观念，对自己和他人的健康负责，把健康当作社会的共同责任与义务，有助于国家、民族的兴旺发达，子孙后代的强健幸福，人群素质的提高。

（二）有利于提高人们的生活质量

20世纪80年代后疾病谱发生改变，心脑血管病、恶性肿瘤和呼吸系统疾病占死亡原因的3/4，而造成这三种疾病的主要原因是由于人们不合理的生活方式引起的。社会的进步、经济水平的提高，促使人们开始从治疗型向保健型过渡，从少患病向不患病和长寿型转移，人们将会更关注自己的生活质量，保健意识不断增强，对健康的期望和要求也越来越高。人们通过改变某些不良生活方式、生活习惯和保健活动，建立起一种文明、健康、科学的生活方式和态度，创造良好的生活环境、心理环境，降低疾病的发生率，有利于提高生活质量。

三、健康教育的道德规范

（一）动员全社会广泛参与

社会重视、支持和社会成员的积极参与是落实卫生保健目标和改善社会卫生状况的有效途径。实施卫生保健首先应取得各级政府的支持，领导要重视并成立专门机构具体领导、协调、部署卫生保健工作。除国家有关部门和医疗卫生机构外，还应依靠社会力量，充分利用各种传播媒介开展健康教育，把健康教育当作社会主义精神文明建设和公民素质教育的重要内容，树立人们的健康观念。此外，社区、家庭和个人应全面参与卫生保健活动，改变不利于健康的行为和生活方式，选择科学文明的生活方式，提高自我保健能力。

（二）选择并提供适宜的医疗技术

适宜技术是指既合乎科学，适应当地实际需要，为初级卫生保健服务的提供者与利用者所欢迎，又为国家、社区及个人所能负担起的卫生技术。首先，这些技术是合乎科学的，即有效的、可靠的。其次，这些技术是当地开展初级卫生保健所必需的。此外，这些技术是容易为广大初级卫生保健工作者所掌握和运用的，并且价格合理，为当地经济水平所能承受。

（三）言传身教，以身作则

从事保健医学的相关人员要以高度的责任感、使命感积极开展卫生宣传教育活动，普及卫生常识，要带头落实科学、文明的生活和工作方法，自觉改掉一些不卫生、不文明的陋习，爱护环境，逐渐养成文明卫生的生活方式和健康心理。这样才能使卫生保健工作具有说服力、感染力，最大限度地提高人民群众自我保健能力。

（四）合理分配卫生资源

健康教育面向社会和全体人民，目的是向全体人民提供必不可少的卫生保健服务。因此，在进行健康教育时，必须立足于机会的均等性，将以往多数卫生资源投入到为少数人口服务的高精尖技术转为投放到缺医少药地区为大多数人提供卫生服务，把实现全民健康和人人享有卫生保健作为预防保健的根本目的。

维护人类健康是一项宏大的社会工程。优化人类生存环境，以维护和增进人类个体健康，是"人的发展和命运"这一人类文明基本问题在当今的新内容和新发展，社会各成员都应具备良好的健康参与意识和促进健康道德的责任感。

第三节 生态环境保护的医学伦理道德

案例 5-3：

2016 年 4 月初，汨罗市环保局接到举报：古培镇杨柳村的仇某双非法加工医疗垃圾。他们立即派出执法人员赶到现场，看到了触目惊心的一幕：仇某双家后院内，几个戴着手套的"工作人员"正在对成堆的医疗废物进行分拣、粉碎。院里堆积着散发出刺鼻气味的医疗废物和医疗垃圾，而这些"工作人员"连口罩都没戴。现场一举查获了 50 多吨医疗废物、垃圾。"黑作坊"里有人对执法人员供述，他们从废品市场零星收购医疗废物，经过初步人工分拣、清洗、粉碎等工序加工再出售给下线，这些东西主要用于制造塑料制品的原料。

这起非法处置医疗废物和垃圾案牵涉甚广。从现场缴获的赃物显示，很多输液袋、血液袋、药瓶等来自湖南湘潭、株洲、衡阳、郴州及湖北远安县、襄阳市等地医院，且绝大部分为公立医疗机构,很多还是三级甲等医院。《瞭望》新闻周刊记者在多家公立医院蹲点调研发现,按要求,医院各科室会按照相关规定先对医疗垃圾分类,再送往专门的储存室存放,医疗废物和可回收的垃圾都会分门别类地存放好,然后交给有资质的专业公司清运。但记者调查发现,一些医院"默许"医院护工、物业人员倒卖医疗垃圾,已成为"潜规则"。汨罗公安通过前期走访调查与对仇某双的审讯,掌握了犯罪嫌疑人的窝藏点,了解到在汨罗这个"黑作坊"下游,河北廊坊人高某等人是"大主顾"。公安机关出动300人次警力奔赴湖南、湖北、河北、江苏4省,历时5个多月,行程5 000余公里,将12名犯罪嫌疑人抓获。

2017年3月16日,汨罗法院开庭审理此案。法院认为,被告人仇某双、霍某光非法收集处置使用过的一次性使用注射器、一次性使用输液器、医用针头,经汨罗市环保局鉴定属于危险废物,认定为"有毒物质"。被告人仇某双、霍某光、高某违反国家规定,处置有毒物质,严重污染环境,三名被告人的行为均已构成污染环境罪[①]。

思考:

非法收集处理医疗垃圾会造成环境严重污染,案例中的仇某双等人违反了保护环境的哪些原则?医护人员作为特殊人群,在环境保护中应负什么样的责任?

分析:

当前环境污染问题严重,十八大报告提出"五位一体"总体布局的建设,生态文明建设是新时代中国特色社会主义事业发展的一项重要工作。案例中的仇某双等人,非法收集并处理医疗垃圾,违背了人类保护环境中的尊重自然、维持自然平衡、同步效应的原则,严重污染环境。根据《瞭望》新闻周刊记者的蹲点发现,一些公立医院默许医院护工、物业人员倒卖医疗垃圾,忽视医疗垃圾的合理处理,违背了医务人员应加强对医源性污染的监测和管理。

一、生态环境问题

环境是指为人类提供生存发展的空间和资源的自然环境和社会环境,包括自然环境和社会环境两个方面。生态环境问题是指人类生活所处的自然环境的剧烈突变,或者是人类活动作用于周围自然生态所引起的变化,其结果对人类的生产、生活和健康造成了不利影响。

环境问题分为两类:一类是自然演变和自然灾害引起的原生环境问题;另一类是人类活动引起的次生环境问题。目前,全球环境问题具体表现在两方面:环境污染和人类活动导致的环境破坏。公认的这类全球性问题有十个方面:全球气温升高;臭氧层破坏;酸雨;淡水资源危机;矿产与能源资源短缺;森林锐减;土地荒漠化;物种加速灭绝;垃圾成灾;有毒化学品污染。

---

①百余吨医疗垃圾流入市场!起底医疗废物跨省"黑金链"[EB/OL].http://news.hbtv.com.cn/p/72538
9.html

二、生态环境保护的道德原则

（一）尊重自然

每一种存在（包括人类）都是整个自然生态系统中的部分与环节，都发挥着维持自然生态稳定和谐的特定作用，有其独特的存在价值，应该得到人类的尊重。尊重包括承认自然作为人类生存和发展的物质基础与精神源泉的独特贡献。每个人、每个单位都不得污染环境，破坏和浪费资源。

（二）合理利用资源

自然资源是有限的，人类赖以生存的自然资源在不断减少。因此，人类应当爱护和节约资源。一方面要加强对自然资源的保护和增殖，另一方面要合理利用自然资源，建立自然保护区，注意维护生态平衡。

（三）维持自然平衡

人类活动必然会影响自然生态环境，并有可能导致其失去稳态，走向退化。因此，人类要努力自觉地维护自然生态的平衡，以保护自然、维持生态稳定作为活动的出发点与归宿，关注与评价人类各种行为对自然平衡的影响，有意识地改变会导致自然生态失衡的生活方式。

（四）同步效应

人与环境是有机整体，二者之间应当协调发展。在我们发展经济、改造世界的同时，不能忽视保护环境的社会效益和经济效益。在进行经济建设的同时，环境保护也应同步规划、同步实施、同步发展，使经济效益、社会效益和环境效益统一起来。

（五）可持续发展

可持续发展的道德原则是指在控制和利用自然时，尽可能考虑和满足自然生态环境可持续存在与发展的需要。人类在坚持发展的过程中，应自觉地维护每一物种和自然整体的可持续存在与发展的权利。环境保护事关子孙后代发展，因此，在既满足当代人的需要，又不妨碍后代人的生存发展需要之间保持平衡，是可持续发展道德原则的目的。

三、医务人员的环境道德责任

医务人员作为特殊的群体，在履行基本的保护环境原则的同时，必须承担起自己应有的保护环境的道德责任。

（一）自觉遵守环境保护法规

医务人员要自觉遵守有关环境保护的法律、法规。例如，对疫苗的生产、运输、接种以及传染病菌种的存放、实验动物的保护处理，必须严格按有关卫生法规办理，爱护自然，禁止有害物质对环境的污染。

（二）加强医源性污染的监测和管理

医务人员对医院和药厂污水等医疗垃圾要严加管理，分类存放；对含病原体的污水，须经过消毒或治理，达到地方或国家排放标准后，方可向水体排放；医院放射诊断工作者要遵守《放射性同位素工作卫生防护管理办法》《医用治疗 X 线卫生防护规定》等法规。对违背卫生法规，在保障人们健康的背后又在传播疾病、污染环境，背离医学目的和医学道德要求的做法，要严格禁止。

（三）认真履行保护环境的社会责任

医护人员在做好自己本职工作的同时，要教育引导人们在承认个人或群体正当利益的同时，也要求个人或群体尊重、爱护他人或其他群体的正当利益，这是环境保护中人人应遵守的道德原则。医护人员只顾自身利益或只图一时方便而损害他人或其他群体的生存环境，是社会公德绝不允许的。

第六章　临床诊治工作的伦理道德

　　临床诊治工作中的道德是指临床诊疗工作中协调患者与医务人员、患者与医院各级各类人员、患者与社会、患者与家庭关系的行为规范的总和。它是医学伦理学的一般原则和规范在临床实践中的具体运用，是公平合理地调整医患利益关系的基本准则。

第一节　临床诊治工作的道德特点与基本准则

　　案例6-1：

　　患者男，78岁。因其与家人争吵而突然昏迷，被迅速送至某医院急诊，经医生检查仅有不规则的微弱心跳，瞳孔对光反应、角膜反射均已迟钝或消失，血压200/150mmHg，大小便失禁，面色通红，口角歪斜，诊断为脑溢血、中风昏迷。经三天两夜抢救，病人仍昏迷不醒，且自主呼吸困难，各种反射几乎消失。对患者是否继续抢救，医护人员和家属有不同的看法和意见。有医生认为根据患者的病情，即使抢救过来，生活也不能自理，对家属和社会都是沉重的负担。但是家属表示，"老人苦了大半辈子，好不容易才有几年的好日子，若能抢救成功再过上几年的好日子，做儿女的也是个安慰"。家属希望不惜一切代价进行抢救，尽到孝心，并对医护人员抢救工作是否尽职尽责提出了疑义。[1]

　　思考：

　　上述案例中，是以医务人员的意见为主还是以患者家属的意见为主？案例中医生对患者的诊治遵循了哪些临床诊疗伦理原则？

　　分析：

　　正如案例中的情况，如果医护人员向患者家属讲明真实病情、表明态度后，家属执意坚持继续抢救，医护人员应以认真负责的态度继续进行抢救，这是医生的天职。案例中，医生对患者的诊疗坚持了及时原则、准确原则、有效原则、择优原则、知情同意原则，从患者的确诊到治疗再到是否要继续进行抢救，医务人员都是根据患者病情实际做出决定，并告知家属抢救成功后对家庭和社会所承担的重担，维护患者利益的同时，又兼顾社会公益。

　　现代医学模式要求将人作为整体，不仅关注疾病，而且同情关心患者，满足患者多层

---

[1]孙福川，王明旭.医学伦理学[M].北京：人民卫生出版社，2015：111.

次的需求；要求必须建立良好的医患关系，更好地保护患者的权利。由于医德规范体系的改变，对医务人员行为的医德评价标准以及医德教育、修养内容提出了更高的要求。

一、临床诊治工作的道德特点

（一）既关注疾病，又重视患者

以患者为中心是现代医学模式的核心思想。它要求医务人员在关注疾病的同时，更要关注生病的人。医务人员应转变服务理念，把患者视为完整的人，因为人具有自然和社会的多重属性，是一个开放体系，时刻和社会、环境保持着联系。因此，医务人员不仅要重视疾病的诊治，还要关注患者的精神和心理，满足其多层次的需要。

（二）既发挥医务人员的主导性，又调动患者的主体性

在诊治疾病的过程中，医务人员处于主导地位，患者是服务的主体，只有两者密切配合才能取得良好的诊治效果。医务人员掌握诊治疾病的知识，具有解决患者问题的能力与经验，因此必须发挥主导作用，不能丧失原则任由患者摆布。但是，医务人员发挥主导性需要患者的主动配合与支持，需要患者的参与。因此，医务人员不可抱着绝对权威的心理，将患者置于被动消极地位，影响诊治工作的顺利进行。

（三）既维护患者的利益，又兼顾社会公益

"患者利益至上，一切为了患者的利益服务"是医务人员诊治疾病的出发点和落脚点，是取得最佳诊治效果的重要保证。在诊治疾病的过程中，医务人员要尊重患者的知情同意权，在科学和条件允许的范围内尽量满足患者的心愿。当患者选择弊多利少的诊治方案时，医务人员应出于高度的负责精神，耐心说服患者选择弊少利多的诊治方案。对待各种患者要一视同仁，特别是对精神病患者、残疾患者、老年患者、婴幼儿患者等。对待患者不能以有无酬谢而区别对待，对待因病态心理支配有过激行为的患者也应宽容。

（四）既开展躯体疾病服务，又开展心理和社会服务

在疾病诊断的过程中，医务人员既要注意生物因素的作用，又不能忽视心理、社会因素对疾病的影响；既要做出躯体疾病的诊断，又要注意心理、社会的诊断。在疾病诊疗过程中，既要注意药物、手术、营养等方面的治疗，又不能忽视心理治疗和社会支持，从而促进患者尽快、全面康复。

二、临床诊治工作的基本伦理准则

（一）及时原则

及时原则是指要求医务人员力争尽快地对疾病做出分析判断的临床伦理准则。早确诊早治疗，才能得到事半功倍的效果。例如：对于乳腺癌要早发现早根除；对于甲型 H1N1 流感及早诊治可以大大降低死亡率；对于儿童心理障碍等心理卫生疾病也应早诊断早治疗；肾脏血流异常丰富，脆性大，外力强度稍大即可造成肾的损伤，故肾损伤往往是严重多发性损伤的一部分，及时诊断并妥善处理是肾损伤救治成功的重要基础。

（二）准确原则

准确原则要求医务人员积极充分地利用现实条件，严肃认真地做出符合病情实际的判断。这一原则要求医务人员做到树立为治疗服务的诊断目的，积极充分地利用现实条件，

严肃认真地做出判断。只有准确理解和贯彻这一原则，才能保证医务人员的治疗具有意义，保证对患者实施正确有效的治疗措施，从而达到良好的治疗目标，防止不必要的医疗事故和意外的发生，真正体现医务人员严谨科学的工作作风。

（三）有效原则

有效原则指采用成熟、可靠的临床技术，认真实施对疾病具有稳定、缓解、转归效果治疗措施的临床伦理准则。有效原则要求医务人员做到以下几个方面：学习和掌握科学的诊疗手段，认真实施有效治疗，实事求是地判断治疗效果。临床诊疗工作的核心要求是医务人员必须贯彻有效原则，这是因为医务人员的职责就是运用医学知识满足患者对治疗疾病的需求。

（四）最优化原则

医疗最优化原则指在临床实践中诊疗方案的选择和实施，追求以最小的代价获取最大效果的决策，也叫最佳方案原则。如药物配伍中首选药物的最优化、外科手术的最优化、辅助检查手段的最优化、告知患者病情方法的最优化、晚期肿瘤治疗的最优化等。最优化原则要求在临床实践中做到：疗效最佳、损伤最小、痛苦最轻及耗费最少。

（五）知情同意原则

知情同意原则是指医务人员要为患者提供其能做决定所必需的足够信息。知情同意包括两部分内容：一是知情，即信息的告知和信息的理解。这一步是完全的知情。信息的告知，医务人员有责任提供足够的有关信息，如患者病情的性质、程度、治疗方案、预后等。信息的理解，根据患者或家属的文化素质、理解能力等方面的差异性，保证患者对信息的适当理解，否则，就不能用信息做决定。为了让患者能真正完全理解适当的信息，医务人员应最大限度地采用患者能够理解地语言或者方式，提供完全、真实的信息，当患者不能理解或理解有困难时，不能简化或省略知情同意。二是同意，即在获知可以做出决定的足够信息后，患者或家属做出同意或不同意的决定。这一步的关键是真正的同意。同意能力：只要患者本人具备完整的意识能力和行为能力，他就是唯一合法的知情同意权利人。自由意志：患者能获取信息，在进行各方面权衡后，做出同意或不同意，应该是不受威胁或强迫，是自由意愿的表达。

第二节　临床诊治的伦理道德

案例6-2：

患者，男，28岁，未婚，因为尿道口流脓，疑诊为淋病性尿道炎入院。张医生查房时询问患者："你这么年轻，怎么得这样的病，是怎么被传染的？"患者感到尴尬，不愿回答。查房后，王医生独自一人来到患者床前："你好，想了解一下你的病情，你有过在外面过夜的情况吗？""有"，患者答道。"你的病好像与这种经历有关，请说说有关情况，好吗?"王医生说。患者说出了与患病有关的病史。①

思考:

医生在询问病情时的言行是否得当?

分析:

案例中,两位医生询问同一患者,前者得到的是患者尴尬与不回答,后者得到的是与疾病相关的病史。张医生在询问病情时不顾及周围患者的存在,未保护该患者的隐私,造成患者心理压力未能准确告知病情,并以冷嘲热讽的语气对患者说话,在这种情况下当然不能得知相关的信息。但是,王医生独自去找患者,并且以和蔼的态度与患者交流,既保护了患者的隐私又得到了真实的病史资料。这就告诫医务人员,环境与措辞是问诊成功的条件。同时,医务人员也应在体格检查和辅助检查时注意自己的言行举止,这样才能获得真实的病史资料。

一、临床诊断的道德规范

临床诊断的道德规范是指在确定疾病的原因、性质、程度的过程中,医务人员应当遵循的道德规范,贯穿于问诊、体格检查、辅助检查的各个环节之中。

(一)询问病史的道德规范

询问病史是医生通过与患者或陪诊者的交谈,了解疾病的发生、发展、治疗经过、目前症状以及患者既往的健康状况等,是获得患者病情资料的首要环节和疾病诊断的主要依据。在这一过程中,医生应遵循以下道德规范:

1.举止端庄,态度和蔼

在询问病史过程中,医生的举止、态度都会影响与患者的沟通与交流,而医患之间的充分沟通有益于疾病的诊断。医生端庄稳重的仪表、大方得体的举止、平易近人的态度有利于患者对医生产生信赖感和亲切感,从而稳定情绪,消除顾虑,自主倾诉病情,有利于获得全面可靠的病史资料,得出正确的判断。

2.全神贯注,语言得当

询问病史时,医务人员要精神集中,语言亲切温和,针对不同的诊治对象,采用灵活的语言技巧,营造一个轻松的语言环境,使患者乐于接受询问,以便迅速、准确地掌握病情。语言是人际交流的主要工具,医生在问诊中除了用语文明外,尽可能少用或不用专业术语,通俗易懂、亲切温和的语言会使患者易于理解,增强对医生的信赖和感到温暖,从而提高交流的质量,达到沟通的目的,有利于医生准确掌握病情信息。

3.耐心倾听,正确引导

患者是疾病的亲身体验者,其自诉常常能真实反映病情和疾病变化过程的因果关系,是诊断疾病的重要依据。医生应当尊重患者,耐心倾听,并给予回应。如果患者的诉说脱离了病情主题,医生可以运用沟通技巧礼貌提醒患者回到主题,并抓住关键问题询问,引导患者转到与疾病有关的陈述上,但要避免暗示或引导患者提供希望出现的信息,以免病

---

① 袁俊平,谷桂菊.医学伦理学[M].北京:科学出版社2007,58.

史失真，造成误诊或漏诊。

（二）体格检查的道德规范

体格检查是医生运用自己的感官和简便的诊断工具对患者身体状况进行检查的方法。在体格检查过程中，医生应遵循以下道德规范：

1.全面系统，认真细致

在体格检查过程中，医生应根据患者情况按照一定的顺序进行系统检查，不遗漏器官和部位，不放过任何疑点；对于重点部位、模棱两可的体征，要反复检查或请上级医生检查，做到一丝不苟。对于急危重患者，为了不延误抢救时机，可以扼要重点检查，待病情稳定后再进行补充检查。

2.关心体贴，减少痛苦

医生在体格检查中，要根据患者的病情选择舒适的体位，注意寒冷季节保暖，对痛苦较大的患者要边检查边安慰。同时，检查动作要敏捷、手法轻柔，敏感部位要用语言转移患者的注意力，不要长时间检查一个部位和让患者频繁改变体位，更不能动作粗暴，以免增加患者的痛苦。

3.尊重患者，心正无私

医生在体格检查时，要思想集中，根据专业的界限依次暴露和检查所需的部位。医生在检查异性、畸形病人时态度要庄重，在检查女性患者时要有护士在场。在偶遇不合作或拒绝检查的患者时不要勉强，等做好解释工作再检查或先检查容易的部位。相反，在体格检查工作中，医生心不在焉，暴露与检查无关的部位或任意扩大检查范围，在检查异性、畸形患者时有轻浮、歧视的表情或语言，或强行检查一些头脑清醒而不合作的患者等，都是不符合道德要求的，甚至是违法的。

（三）辅助检查的道德规范

辅助检查包括实验室检查和特殊检查，它是借助于化学试剂、仪器设备以及生物技术等对疾病进行检查和辅助诊断的方法。辅助检查有时对疾病的诊断起着关键作用。在辅助检查中，临床医生应遵循以下道德规范：

1.综合考虑，合理选择

据患者的诊治需要、耐受性等综合考虑确定检查项目。不能忽略实际情况而多做检查、反复检查，也不能因怕麻烦、图省事，需要的检查项目不做，这是一种失职行为。出于"经济效益"而做"撒网式"的检查，或为了满足某种研究需要而进行与疾病无关的检查，都是不道德的。

2.知情同意，尽职尽责

医生确定了辅助检查项目以后，一定要向患者或家属讲清楚检查的目的和意义，让其理解并表示同意再进行检查，特别是一些比较复杂、费用昂贵或危险比较大的检查，更应取得患者的理解和同意。有些患者对某些检查，因惧怕痛苦而拒绝检查，只要这些检查是必要的，医生应尽职尽责地向患者进行解释和规劝，以便尽早确定诊断和进行治疗，不能听其自然而不负责任，也不能强制检查而剥夺患者的自主权。

3.全面分析，科学判断

现代医学生物技术手段的进步，能够使医务人员更深入、更细致、更准确地查明病情，从而为疾病的诊断提供重要的依据。但是，任何辅助检查都有一定的局限性，它一般只反映机体某个方面的改变，而不能反映机体的整体变化以及疾病的整个过程，因此不能单靠实验室检查的某项结果来肯定或否定某种疾病的存在，必须结合临床病情的发展和整体情况综合判断，做出正确的诊断，如果片面夸大辅助检查作用，就容易发生误诊。

4.密切联系，加强协作

辅助检查分别在不同的医技科室进行，各医技科室都有自己的专业特长，医技人员应利用自己的特长，独立、主动地开展工作，并在自己的领域不断进取，以便更好地为临床服务。临床医生与医技人员的目标是一致的，两者又是直接相联系的，因为双方既要承认对方工作的独立性和重要性，又要相互协作、共同完成对患者的诊断工作。如果出现辅助检查与临床检查不一致的地方，双方应主动协商。两者之间如果产生矛盾，双方应该主动沟通，以便做出正确的判断，更好地为患者服务。

二、临床治疗的道德规范

案例6-3：

上海市曾对聋哑儿童进行聋哑原因调查，结果显示：被调查的1 168名儿童中，因用药不当造成聋哑的有948名（占81%），其中3岁以前被致聋的占70%。致聋药物分析显示：首先是链霉素，其次为庆大霉素，再次是新霉素、卡那霉素，以及同时合用导致的后果。这些儿童均表现为不可逆性的听力完全丧失。北京临床药学研究所也做过类似调查：该市耳鼻喉科研究所康复室聋哑儿童门诊部的1 039例聋哑患者中，因使用氨基糖苷类抗生素致聋哑者有618人，占调查总人数的59.5%。[①]

思考：

上述聋哑儿童是因为不合理的用药，医务人员在药物治疗过程中应如何安全用药？

分析：

医生在用药过程中，应随时接受护士、药剂人员和患者的监督，及时发现不当或错误的处方、医嘱。如果用药后，其他医务人员或患者发现有误，医生应抛弃私心杂念，及时采取补救措施，以免发生更严重的后果。案例中的调查数据显示，不合理用药会对患者的身心健康造成严重的危害，医务人员未遵循对症下药、剂量安全、合理配伍、细致观察的道德规范。这就要求医务人员在用药过程中必须慎之又慎，遵循药物治疗用药的道德规范。

（一）药物治疗的道德规范

1.对症下药、剂量安全

在药物治疗过程中，医生必须首先明确诊断疾病和药物的性能、适应证、禁忌证等，然后选择效果最佳的药物，以减轻患者病痛和避免并发症。但是，医生要警惕药物对症状

---

①袁俊平,谷桂菊.医学伦理学[M].北京:科学出版社,2007:61.

掩盖的假象，以防止给诊断带来困难或延误病情而发生意外。同时，医生要因人而异掌握剂量。医生应根据患者的年龄、性别、体重、体质以及用药史等多种因素，有针对性地灵活用药。要密切观察药物的治疗作用和毒副作用，对有毒副作用反应的患者，予以停药或改换其他药物治疗，防止用药不足或过量给患者带来的危害。

2.合理配伍、细致观察

医生在联合用药时，合理配伍可以提高患者抗病能力，克服或减轻一些药物的副作用，发挥药物更大的疗效。但是，要达到合理配伍，首先要掌握药物配伍禁忌，其次要限制药位数。否则，滥用联合用药，药物之间的拮抗作用有可能给患者带来危害，而且由于耐药的发生也会为日后的治疗带来障碍。

3.节约费用、公正分配

药物治疗过程中，医生应在确保疗效的前提下尽量节约用药人的费用。常用药、国内生产的药物能达到疗效时，尽量不用贵重药、进口药。少量药能解决的治疗问题，就不要开大处方，更不能开"人情方"。进口药、贵重药品数量少、价格高，使用这些药时要根据病情的轻重缓急等进行全面考虑，做到公正分配。

4.严守法规、接受监督

医生在用药治疗中，要执行我国《执业医师法》第25条规定，使用经国家有关部门批准使用的药品、消毒剂。严格遵守国家制定的《麻醉药品管理条例》《医疗用毒药、限制性剧毒药管理规定》等法规，除正当诊断治疗以外，不得随便使用麻醉药品、医疗用毒性药品、精神药品和放射性药品，对上述药品的使用应按照国家有关规定严格控制，以免流入社会或造成医源性成瘾或医源性疾病，贻害社会。要坚决抵制假、劣、变质、过期的药品，以免危害患者。

（二）手术治疗的道德规范

案例6-4：

患者蔡某，男，48岁，农民。在北京某大医院确诊为肝癌，癌肿已拳头大，经会诊已排除手术治疗的可能性。于是，住院后进行其他疗法，但疗效不佳，故家属要求出院返回当地县医院治疗。县医院外科医生认为诊断无疑，准备以"死马当活马医"，经家属同意而进行手术治疗。术中发现腹腔广泛转移，虽勉强将癌肿大块切除，但术后第二天病人便死亡。[1]

思考：

案例中，县医院对患者进行手术治疗是否正确？

分析：

根据手术治疗的道德要求，在手术前医务人员必须做出手术对患者的疾病治疗在当时的条件下是最理想的判断。凡是其他疗法优于手术治疗或可做可不做的手术，凡是手术可能加速患者病情恶化或加速患者死亡的，凡是尽管需要手术而不具备手术条件的等等情

---

[1]李本富,李传俊,齐家纯,丛亚丽.临川案例伦理分析[M].北京:科学出版社,2000:48-49.

况，都不应当实施手术治疗，否则都是违背患者利益和道德要求的。该案例中，患者虽然对某些手术治疗不敏感，但也不能证明手术治疗就是最好的，况且北京某大医院已经排除了手术治疗的可能性，县医院外科医生以"死马当活马医"的侥幸心理，虽经家属同意而进行外科手术，结果加速了患者的死亡，这是不符合手术治疗的道德要求的。

手术治疗是临床上常用的医疗手段，是治疗各种外科疾病的有效措施，具有见效快、不易复发的优点，还具有损伤的必然性、技术的复杂性、较大的风险性、很强的协作性等特点。在手术治疗中，医务人员应遵循以下道德规范：

1.手术前的道德规范

（1）掌握手术适应证

医务人员应根据患者的病情和手术特点，对手术治疗与保守治疗、创伤代价与手术效果进行全面的权衡。医务人员在选择治疗方案时，必须把患者利益放在首位，严格掌握手术指征。当不同医生对治疗方案存在分歧时应当进行会诊，集体论证手术的必要性。任何以经济利益为目的的手术治疗都是违背医学道德的。

（2）做到知情同意

确定采用手术治疗时，必须得到患者及家属的知情同意。知情就是医生必须客观地告知患者和家属手术治疗的必要性、手术实施过程及可能出现的风险、术后可能出现的并发症等情况，并和患者家属进行充分的讨论，确定其对手术信息的准确认知和理解。同意是指在患者知情的基础上，医生应充分尊重患者的选择，保护患者的利益，患者及其家属同意并在手术同意书上签字后，方可进行手术。如遇突发状况，要按相关规定，经批准可暂缓知情同意，但应做好相关记录备查。

（3）手术方案最优化

从患者利益出发，选择手术疗效、风险、费用等各种因素综合平衡的方案。决定进行手术治疗的病例，必须由手术医生、麻醉医生根据患者病情、病史等有关情况认真会诊，进行手术方案的讨论，制定最佳的麻醉方法和手术方案，并对手术中可能发生的各种情况或意外进行充分讨论和相应的准备。

2.术中的道德规范

（1）严密观察，处理得当

在手术中，麻醉医生要为患者提供无痛、安全、良好的手术条件，以配合手术医生完成手术治疗；还应运用自己所掌握的监测、复苏知识和技术，对患者进行认真观察。如果观察指标出现异常，麻醉人员不应惊慌失措，而应冷静处理，并将情况告诉手术人员，以便相互配合，排除险情，消除异常，保证手术顺利进行。对全麻的患者在手术过程中遇到的难题应及时与家属联系，以取得患者家属知情，避免引起医疗纠纷。

（2）认真操作，一丝不苟

在手术中，医务人员要以严肃认真、一丝不苟和对患者生命负责的态度进行手术。这不仅是对主要手术者的医德要求，也是对所有在场手术人员及辅助人员的医德要求。手术者对手术全过程要有全盘考虑和科学的安排，手术操作要沉着果断、有条不紊。对手术中可能发生的意外应做好思想上、技术上和客观条件上的准备，一旦手术中遇到问题，要大胆、及时处理。对于意识清醒的患者，医务人员还应经常给予安慰，定期告知手术进展情况，医务人员在讨论病变情况时，也应注意方式方法，避免给患者造成不良刺激。

（3）互相支持，团结协作

手术治疗的整个过程需要医务人员相互之间的密切配合协作。所有参加手术的医务人员都应把患者的生命和健康利益置于最高地位，不计较个人名利得失，把服从手术需要和保证手术顺利进行看作是自己应尽的义务，互相支持、互相协作、互相谦让、以诚相待、密切配合，齐心协力完成手术。

3.术后的道德规范

（1）严密观察病情

由于术后患者的机体受到了严重创伤，身体虚弱，病情多变。因此，要求医生、护士、麻醉师共同以负责的态度，严密观察患者及病情的变化，遇到异常，及时处理、记录，尽可能减少或消除术后发生意外，防止出现各种不良后果。

（2）努力解除患者的不适

患者在术后常常会出现疼痛和其他不适，医务人员应抱着对患者负责的态度，尽力加以解除。这不仅体现在采用具体措施上，也体现在精神方面无微不至的关怀。

（三）急救工作的道德规范

1.抢救急危重病患者工作的特殊性

急危重病患者的病情可以概括为"重、危、急、险"四个特点。就某一具体患者而言，上述特点与患者所患的疾病相关，它们可以单独存在，也可以同时存在。各个特点之间有着内在的联系，并相互影响、相互转化，由此导致抢救急危患者工作的特殊性，它包括：

（1）病情变化急骤，带有突发性

急诊患者来就诊的时间、病种、病情和患者人数都是未知的，情况变化多端，难以预料。大部分患者发病急骤，变化迅速，症状明显，疼痛难忍，必须及时采取救治措施对症治疗，才能抢救生命。所以，医务人员必须24小时处于戒备状态，随时做好准备，以便患者就诊时均能及时救治。

（2）病情严重，救治难度大

急危重病患者的病情大都十分严重，或丧失活动能力，或出血不止，或痛苦不堪，等等，严重者也可能处于昏迷状态，生命垂危。因此，患者一方面需要抢救治疗，另一方面又不能很好地配合抢救工作和监督本人医疗权利的实现，从而给救治工作带来难度，也对医务人员的道德素质提出了很高的要求。

（3）病情复杂，工作量较大

急危重病患者的疾病谱很广，患者的病情也比较复杂，往往涉及多科专业。这不仅要求有关科室能够团结协作、密切配合，而且要求医务人员掌握大量的急救知识和技术，以便更有效地抢救患者。此外，急危重病患者抢救的工作量较大，花费时间也较多。比如交通事故、意外爆炸，可能会同时送来数个或数十个患者。又如大面积烧伤、复合型外伤、脑损伤、急性心肌梗死等的抢救工作，工作量大，不分昼夜，要求医务人员具有临危不乱、吃苦耐劳、连续作战的精神。

（4）生命所系，责任重大

从临床实践看，急救抢救工作的好坏不仅关系到患者的生命安危，也关系到千家万户的健康幸福。因此，它已成为患者最需要解决、群众最为关心、舆论最为敏感的社会问题。这对于医务人员来说，抢救工作有着十分重大的道德和法律责任，同时也是衡量医务人员行业道德水平、技术水平和管理水平的重要标志。

2.急危重患者抢救工作中的道德规范

（1）争分夺秒，积极抢救患者

急危重病患者病情紧急、变化迅速，抢救工作是否及时，往往是成功与否的关键。医务人员必须急患者之所急，争分夺秒地投入抢救。赢得了时间往往就能挽救急危重病患者的生命。此时，医务人员是否具有"时间就是生命"的强烈观念，是道德水平高低的反映。从这一道德要求出发，医务人员平时就应该做好抢救的各种准备工作，坚守工作岗位，遇到来诊患者应尽量缩短从接诊到抢救的时间，同时，在抢救时要服从调动，听从指挥，果断准确执行各项具体抢救措施等。另外，对于趋于平稳的急危重病患者，仍不能丧失警觉，要继续严密观察，随时注意患者的主诉、体征和监护仪器的动态，一旦发生突变，及时予以相应处理。

（2）勇担风险，团结协作

急诊抢救工作常有风险和需要多科室协作。医务人员面对抢救工作中的风险，敢不敢承担责任是一个严峻的职业考验。作为医生，对待风险的态度慎重而果断：一方面尽量选择安全有效、风险最小、损伤最轻的抢救方案，不随意冒险；另一方面又不能回避风险，要积极、大胆地进行抢救，只要患者还有一线希望，就要积极抢救。要使急危重病患者脱离危险，不但要求医务人员具有渊博的医药知识、熟练的技术等，而且要求其具有团结协作的精神，包括院内医务人员、各科人员之间，甚至医院与医院之间的密切合作和相互支持。因此，参加协作抢救的每一个成员，都必须把自己看成是抢救集体中的一员，团结协作，积极配合，在各自的岗位上尽职尽责。

（3）满腔热忱，重视心理治疗

急危重病患者病情严重，生理不适的折磨必然引起情绪的多变，容易烦躁不安，甚至出现悲观绝望的情绪或念头。因此，要求医务人员有深切的同情感，理解、体谅患者的痛苦，给患者耐心、热情、周到的服务。同时，在服务和抢救中给患者以安慰和鼓励，让患者从中获得希望和信心，以消除不良的心理念头。有些医务人员对待急危重病患者，或对连续较长时间抢救者，会产生烦躁厌倦情绪，个别医务人员还对患者在感情上产生冷漠态度，置患者的生命和家属的要求于不顾，延误抢救时机，造成严重后果，这些现象都是违背医学道德的。

（4）全面考虑，维护社会公益

急危重病患者经抢救可能出现两种截然不同的结局：一是病情好转；二是抢救无效，病情进一步恶化直至死亡。前一种结局是医务人员努力追求的目标，后一种结局是医学发展水平的限制所导致的。对于病情恶化的患者是要不惜一切代价继续抢救，痛苦地延长其生命，还是有限制地、仅仅为减轻痛苦而采用一定的治疗，这是一个从道义到实践中都需要认真研究和谨慎处理的问题。医务人员应该从社会公益出发，向家属、单位、医院法人科学、客观、及时报告患者的病情、诊治措施、经费支出、预后结果等情况，在征得患者家属同意的情况下，及时调整抢救方案，合理使用医疗资源，节省一些贵重医疗资源等。这种做法如果能得到患者家属的理解和接受，应在符合法律允许的范围内行事，这样做可以认为是符合人道主义的。对暂时不能理解的患者家属，要从患者的痛苦和社会整体利益出发，耐心解释，不能草率停止抢救工作，以免引起医疗纠纷。

（5）加强业务学习，提高抢救成功率

只靠满腔热忱，没有较高的业务水平，要成功抢救急危重病患者是很难做到的。所以，医务人员应当把钻研业务、精益求精的医疗救治技术作为医德要求的一项重要内容。医德与医术是相辅相成的，在临床实践中缺一不可。抢救急危重病患者涉及医学伦理知识的许多方面，因此，要求医务人员不仅要热爱医学科学和医疗卫生事业，而且必须对医学的理论和技术有强烈的求知欲望和刻苦钻研的精神；不仅要熟练掌握常规的操作技术，而且要不断学习把握最新的研究成果和多学科的综合知识，通过学习和探索，不断吸取新理论、新技术，有所发现，有所创新，以高尚的医德和高超的技术为患者服务。

（四）心理治疗的道德规范

心理治疗又称精神治疗，是用心理学的理论和技术治疗患者的情绪障碍与矫正其行为的方法。心理治疗不但是心理疾病的主要疗法，而且也是整体疾病综合治疗中的一种。在心理治疗中，医务人员应该遵循以下道德规范：

1.掌握和运用心理治疗的知识、技巧去开导患者

心理治疗有其自身独特的知识体系和治疗技巧，医务人员只有掌握了心理治疗的知识，才能在与患者交流的过程中了解心理疾病发生、发展机制，从而做出正确的诊断。只有掌握了心理治疗的技巧，才能在正确诊断的基础上采取有针对性的治疗措施，取得良好的治疗效果。

2.增强同情、帮助患者的诚意

医务人员要有同情心，理解患者的痛苦，耐心倾听患者的倾诉，在此基础上帮助患者。通过耐心的解释、支持和鼓励，甚至做出保证，使患者改变以往的态度和看法，逐渐接受现实和摆脱困境，培养新的适应能力，从而达到帮助患者治疗的目的。但是，医务人员要避免把自己的情感、判断和利害掺杂进去，以免误导患者。

3.以健康、稳定的心理状态去影响和帮助患者

在心理治疗中，医务人员自身具有一定的知识积累和健康稳定的情绪，才能影响、帮助患者，以达到改善患者情绪的目的。如果医务人员自身素质较低，态度或情绪多变，不

但不能帮助患者，而且有可能促进患者病情恶化。另外，如果医务人员因为个人、家庭等的变化而导致情绪不稳定，不仅不能有更多的精力和耐心去体会患者的心理负担，而且由此产生的不良情绪会影响患者，造成患者的情绪恶化。因此，这就要求从事心理治疗的医务人员要以健康、稳定的心理状态去影响和帮助患者。

4.保守患者的秘密、隐私

患者向心理医生倾诉的资料，特别是私密或隐私，不能泄露，甚至对患者的父母、配偶也要保密，否则会失去患者的信任，使心理治疗难以继续进行。但是，当医务人员发现患者有自杀或伤害他人的念头时，可以在患者事先知道的情况下，转告给家人或他人。一般情况下，患者能理解医务人员的行为在于保护自己或他人的生命，因而是符合道德要求的。

（五）康复治疗的道德规范

康复治疗是康复医学的重要内容，其服务对象主要是各种残疾人。它通过物理疗法、言语矫治、心理治疗等功能恢复训练的方法和康复工程等代偿或重建的技术，使残疾人的功能恢复到最大限度，提高其生活质量。

在康复治疗中，医务人员要遵循以下道德规范：

1.理解尊重，平等相待

不论是先天或后天、疾病或外伤等所致的各种残疾，都会给残疾者带来终生甚至难以挽回的损失。他们不仅承受着躯体创伤的痛苦，而且还遭受着心理痛苦的折磨。因此，在康复治疗中，医务人员要理解与同情他们，不能嘲笑伤害他们。医务人员要选择患者乐于接受而且效果最佳的康复方法，建立和谐的医患关系，促进他们早日康复。

2.坚持治疗，加强指导

在康复治疗过程中，患者就诊由康复医生进行治疗的时间相当有限，所以指导患者自我治疗、家属在日常生活中帮助患者进行治疗在康复治疗中具有重要意义。康复医生应鼓励患者坚持治疗，还应加强对患者及其家属进行康复知识教育、方法与行为训练，并在患者就诊时进行检查与纠正。

3.人情关怀，耐心帮助

残疾人行动不便，生活难以自理。因此，在康复治疗中，医务人员要有耐心，在细微之处关怀与帮助他们的生活与训练。训练前向患者讲清其目的、方法及注意事项，保证他们的安全；训练中要随时鼓励他们一点一滴的进步，使他们逐渐由被动状态达到主动参与治疗，以增加他们重返社会的信心与毅力。

第三节　医疗技术工作的道德

案例6-5：

1995年9月，李某在房山区某医院处诊断为"双侧甲状腺乳头状腺瘤"，并于9月25日接受了"双侧甲状腺次全切除术"，术中和术后病理检查均对术前诊断予以确定。2001

年6月15日，李某到北京中日友好医院被确诊为"双侧甲状腺乳头状腺瘤并淋巴结转移"，决定进行"双侧甲状腺全部切除及右侧颈部淋巴结清扫术"。手术前为了解原发癌的部位，李某借阅了1995年住院病历和手术病理切片，中日友好医院对6年前的术中冰冻切片和术后蜡染片进行了重新诊断，发现原诊断严重错误，误将"腺癌"诊断成"腺瘤"，为证实最初诊断的正确性，李某又将1995年病理切片送至中国医学科学院肿瘤医院专家会诊，诊断结果与中日医院相同，是"甲状腺乳头状腺癌"，而非"甲状腺乳头状腺瘤"。李某因颈部疾患到房山区某医院就医时，该院误将李某所患甲状腺乳头状癌诊断为双侧甲状腺乳头状腺瘤，进而导致手术方式选择不当，仅行双侧甲状腺次全切除术，采取这种手术方式有导致癌症不能彻底清除的可能，增加甲状腺乳头状癌复发和转移的概率，同时也误导李某在相当长时间内未能足够重视自己病情并及时采取治疗措施。[①]

思考：

案例中，房山区某医院对李某的误诊说明了什么？

分析：

案例中，房山区某医院对李某的误诊说明检验科和病理科所提供的检验报告不准确，误导了临床诊断。在临床医学中，病理诊断是迄今为止最可靠的方法，具有任何检查都不可替代的权威性。由于对疾病的错误诊断，导致李某长时间未重视自己的疾病，未采取积极的治疗措施，导致病情严重。这就要求检验科和病理科人员在进行生理和病理检查时要严格遵循严谨的科学作风、实事求是的工作态度、急患者所急的同情心的道德规范，为临床医生提供可靠的检查结果，准确诊断疾病。相应地，其他医疗技术科室的医务人员也必须遵循相应科室的道德规范，不违背医德要求。

医疗技术工作室的医疗技术人员运用专门诊治技术和设备，协同临床各科诊治疾病的医疗人员完成工作，技术人员包括影像、检验、病理、药剂、核医学、康复、营养、消毒供应等科室的医技人员。由于医疗技术科室的工作和业务特点，对医疗技术人员也应有相应的特殊道德规范。

一、医疗技术工作的特点

医疗技术工作具有自身独特的特点：科室的专业性与服务的广泛性，科室的独立性与临床科室的协同性，设备的使用与管理的一体性，自身防护与社会防护的统一性。医疗技术工作独特的特点决定了医务人员在工作中的道德规范，这些道德规范在医疗技术工作中发挥着不同的作用：医疗技术工作道德直接影响着医院的医疗、教学和科研，医疗技术工作道德影响着医疗中的人际关系，医疗技术工作道德影响着医院的经济、环境管理。

二、医疗技术人员的道德规范

（一）检验科和病理科人员的道德规范

临床医生根据检验科和病理科提供的生理和病理指标来进行诊断，判断患者病情的轻重程度、治疗效果以及患者的预后，这两个科的报告和评估有时还对疾病的诊断和预后起

---

① 刑洋.医院误诊是否为医疗事故,法院判决医院支付精神抚慰金[EB/OL].http://www.fabao365.com/yiliaoji-ufen/109584/.

着关键作用。从两科的以上特点出发，对两科人员提出以下道德规范：

1.严谨的科学作风

严谨的科学作风是保证工作质量的前提。检验科和病理科人员在工作中必须严肃认真、细致准确、一丝不苟。具体地说：采集标本要按照检查单的要求进行；接受标本要认真查对，避免错号、漏项、丢失等；检查操作时，仪器、试剂盒标本不能凑合，而且要按操作规定进行；如果发现检查结果可疑，必须将标本重复检查；填报检查结果时，不能张冠李戴；发出检查结果时要留底备查等。否则，任何一个环节上不严谨，都会影响检查结果的可靠性和及时性，轻者延时或重复检查而增大工作量和患者的痛苦，重者可能危及患者的生命，从而发生医患纠纷或造成差错事故。

2.实事求是的工作态度

实事求是是对检验科和病理科人员的工作态度的基本要求，表现在要如实填报检查结果等。如果检查结果与患者的临床症状不相符，要及时与临床医师取得联系，不可主观臆断，更不能随意涂改、谎报结果，尤其是不能图省事、怕麻烦而任意制造结果，这会误导临床诊治，出现问题不仅要负道德责任，更要承担法律责任。

3.急患者所急的同情心

临床检验和病理诊断往往在诊治和治疗之前，因此报告必须及时，若汇报不及时，势必拖延诊治最佳时机，轻者使患者重复来诊，重者影响患者抢救，外地患者会增加不必要的经济负担。所以要求检验科和病理科人员要有急患者所急得同情心，及时、准确地提供诊治依据，协同临床医务人员尽快明确诊断，及时治疗患者。特别是急诊患者、结果非常异常的患者、手术台上做冰冻的患者以及临床医师急需得到结果的门诊或住院患者，更要力争以最快的速度出结果，并立即汇报结果。

（二）影像科和核医学科人员的道德规范

影像科和核医学科的工作任务除利用图像做诊断外，还利用射线做治疗。由于患者接受射线以及某些操作需要单独或在暗室中进行的特点，对影像科和核医学科人员提出以下道德规范：

1.举止端庄，作风正派

在暗室或单独进行某些操作时，要求不得谈笑戏谑。男性医疗技术人员在检查女性患者的乳房或下腹部时，应有第三者在场并戴手套。影像科人员在做骨盆、耻骨联合照相时不得让患者裸露照相部位，不得进行妇科检查，更不能利用单独检查或暗示特殊条件，玩弄异性或同性。

2.认真负责，做好防护

在诊断时，两科医疗技术人员都要做到认真负责，不要放过任何疑点，必要时结合病史、经验和临床医师会商，以免漏诊。医疗技术人员要强调放射线对患者有诊疗作用也有损害作用，防止滥用和不必要的重复应用。加强对患者的放射线治疗保护，提高放射线治疗诊断准确率，避免准确性不高或过多、过勤的复查。对孕妇使用放射线治疗时要注意保护胚胎。在摄片时，特别是进行放射治疗时要做好对非照射部位的防护，尤其是注意对性腺部位的防护。

3.加强管理，对社会负责

同位素科要加强放射源的管理，防止放射源的丢失，严格按照有关规定对放射性废气、废水的污物进行处理，防止污染环境。正常情况下，也要定期对环境污染情况进行监测，这不单是为了工作人员的自身防护，同时也是履行对社会的道德责任。

（三）药剂科人员的道德规范

药物是医学工作者治疗疾病的最主要手段之一。药剂科的基本任务是管理全院的中西药品，保证准确、及时地调配、制备和供应质量合格的各类药品。其工作质量事关患者的康复与生命安危。药剂科工作应遵循以下道德规范：

1.态度和蔼，认真负责

药剂科人员良好的职业道德可以提高医院的信誉，使患者产生良好的用药心理效应，有利于疾病的治疗和康复。相反，如果药剂科工作人员态度生硬，则会降低医院的信誉和患者的用药效果。同时，药剂科人员在工作时应做到思想集中、审方认真、调配迅速、准确无误。对待患者要积极热情，耐心向患者交代服药的方法和剂量。若发现处方上有短缺药品或处方有误，要向患者解释说明，由医生更改，自己不要擅自做主更改处方。对违规药方，要通过合理途径予以纠正，以免发生严重后果。

2.严格执行各项规定和操作规程

药剂科工作人员要严格执行各项相关规定和操作规程，保证药品质量和患者用药有效、安全。在发放有毒药品、麻醉药品和限制性药品时，要严格执行相关的条例和规定。药剂科一般不能自行配制麻醉药品和生物制品，配制其他药剂也必须符合《中国药典》等规定，保证药品质量，绝不制售掺假药品和不符合规定的药品。

3.廉洁奉公，忠于职守

药剂科工作人员掌管药品的采购、存放和分配，每个环节都需要严格要求自己。采购药品时，要坚决抵制假药、劣药，绝不收受贿赂和私自接受"回扣"。保管药品账目要清楚，定期清查，防止霉变或蛀蚀鼠咬，对即将过期的药品，要提醒医生使用或做其他适当处理，防止过期失效，避免浪费。发放药品应实事求是、一视同仁，不能以权谋私、搞不正之风，或故意刁难与自己发生矛盾的患者。要正视与抵制药品收售过程中的种种恶行，保持廉洁、正直、无私是药剂工作者的基本道德品格。

（四）消毒供应科人员的道德规范

消毒供应室为全院提供各种无菌器材和药品。消毒供应室人员应遵循以下道德规范：

1.认真负责，保证供应物品质量

消毒供应室人员应熟练掌握有关消毒方法和无菌技术，严格遵守各项技术操作常规和规章制度，确保各种消毒物品达到无菌要求，防止因粗枝大叶或管理不善造成交叉感染。

2.加强协作，提高服务质量

消毒科供应人员要保证各科室无菌器材和物品的及时供应，特别是在紧急抢救时，要尽力克服困难，满足需要；应经常到其他各科室主动了解情况，及时改进供应工作，提高工作效率和服务质量。

3.树立艰苦奋斗、勤俭节约精神

消毒供应室供应的物品数量大、品种多，要加强管理，做到认领、使用、保管、发放、报销等都有严格的手续，定期清查，账目清楚。同时，消毒供应室人员还要树立艰苦奋斗、勤俭节约的精神，精打细算，合理剪裁，科学制作，修旧利废，避免浪费。

第七章　特殊疾病与特殊人群的伦理道德

　　特定人群是指具有特定的生理和心理特点，或者处于一定的特定环境中，容易受到各种有害因素的侵袭，导致患病率较高的人群。从社会人群的流行病学状况考虑，不同人群所患的疾病病症各有其自身的特点，对其医疗的需求也各不相同。

第一节　特殊疾病诊治的道德规范

案例7-1：

　　患者男，32岁，因为使用生物制品第Ⅷ因子治疗血友病而感染了艾滋病，不知情的他又把艾滋病传染给妻子，一个美好的家庭就这样如坠深渊。对女儿的吻，赵某不敢接受，因为他害怕胡须扎破孩子细嫩的脸蛋而染上艾滋病，故一次次借故推辞。

　　患艾滋病后，患者夫妇经常得病，已经很难胜任正常工作，两人只好在身体好的时候给别人打零工。一天，妻子得了痔疮，赵某把妻子送到某肛肠疾病医院，当入院检查发现妻子患有艾滋病时，却让她到传染病医院治疗。当到某传染病医院时，该院却以没有治疗痔疮设备和医生为由，让他们返回肛肠医院，但肛肠医院坚持不能收治。赵某便带着妻子到其他医院治疗，同样，几家医院肛肠科的医生都表示不能救治。

　　患病3年内，患者和妻子已经换了二十多份工作。只要用人单位知道他们患有艾滋病，立刻劝他们走人，有的说话委婉，他们能够接受，有的直截了当或毫不客气，让他们备受委屈。一个老板的话，曾让妻子哭了三天："得了这样的脏病还来我这儿害人，赶紧给我滚。"赵某深有感触地说："我真的怕别人知道我们是艾滋病患者，哪怕一个眼神，也能让你痛苦一天。""社会对艾滋病患者的理解太少了，若能像对待平常人那样对待我们，主动和我们说话、握手，那就是我们最大的幸福和快乐。"①

思考：

　　案例中，医生对待患者的行为是否正确？防治艾滋病的过程中，医务人员应该怎么做？

分析：

　　艾滋病是性病中的一种。案例中，艾滋病患者赵某在不知情的情况下将艾滋病传染给

---

① 袁俊平，谷桂菊.医学伦理学[M].北京:科学出版社,2007:66.

妻子，妻子在生病需要治疗时，某肛肠医院和传染病医院在检查发现其患有艾滋病时以不同理由相互推脱不予治疗。这严重违背了对社会负责、不瞒报艾滋病的发生、尊重患者应有的权利、关怀患者、保护自己的职业道德规范。只为自己的健康安全着想，忽略了患者及社会人群的健康，是不符合医学道德的。

性传播疾病（Sexually Transmitted Disease，STD）是指由外生殖器等性行为或类似性行为接触作为主要传播方式所引起的一类疾病的总称。性病是一类比较特殊的疾病，不仅关系到患者及家属的隐私，而且会给社会卫生保健带来极大影响。

一、性传播疾病诊治工作的道德规范

（一）性病患者的特点

1.传染性强，危害公众健康

性病是传染疾病，其病原体具有很强的传染性，主要通过性接触传播，危害公众的健康。性生活是家庭夫妻关系的重要组成部分，当夫妻有一方患上性病时，极易传染给对方。性病还有明显的高危人群，如嫖娼卖淫、流氓犯罪、同性恋、性关系混乱等人群发病概率高，其流行难以控制。因此，性病对个人、家庭和社会都会带来极为不利的影响。

2.隐秘性强，容易误诊误治

与性行为相伴的性病属于个人隐私，由于人的性行为本身带有隐秘性，患者由于缺少卫生保健常识在就诊过程中往往会避而不谈，导致性病的传播也往往带有隐秘性，不像一般传染病那样易被发现和主动预防。一些因性关系混乱或不道德行为而染上性病的患者讳疾忌医，不愿或不敢去正规医院就诊，容易误诊误治，延误有利治疗时机，导致病情加重，增加后期治疗难度。

3.心理、社会压力较大

性病患者如因不道德性行为而染病，社会往往会给予其极大的道德与舆论压力，有的还会面临家庭破裂的危险。患者自身既担心治疗的时间、费用、后遗症问题，又担心病情暴露丢面子，担心疾病传染给家人，其内心往往充满恐惧、羞愧、内疚自责、敏感多疑、焦虑不安等，被动受害的性病患者同样也会承受很大的心理与社会压力。

（二）性病诊疗的道德规范

1.尊重性病患者，消除心理顾虑

医务人员应当认识到无论患者患病原因如何，患者都是性病受害者，不应为性病本身负责。性病患者具有隐秘性强及心理压力大的特点。医务人员对待性病患者，应该与普通患者一视同仁，尊重他们的人格，维护其自尊心，热情礼貌，耐心周到，以消除其心理顾虑，使其主动配合检查治疗。

2.注重健康教育，预防性病传播

医务人员应遵循传染病科治疗的道德要求，并采取科学的防治措施，性病是可防可治的，医务人员在性病防治过程中，不仅要对患者负责，也要对全社会的卫生保健负责。医务人员在诊疗工作中应积极建议患者通知其性伴侣到医院就诊排查，同时积极开展有关性病防治的健康教育，宣传健康的性观念和性道德，使患者了解预防性病传播的科学方法并采取有效措施，防止反复传染造成病情恶化或拖延。

3.保护患者隐私，保守病情秘密

在性病诊疗中，医务人员应尤其注意保护患者隐私，严格遵守操作规程，采取必要的回避措施，并尽量减少检查部位的非必要暴露。在检查异性患者时应有与患者性别一致的医务人员在场，教学医院组织教学实习时要先征得患者同意。为患者保守秘密是医务人员的基本道德义务，在性病的诊疗中也不例外，即不将患者的病情资料和诊断向社会其他人员扩散，有利于医患互信。但是，为患者保密是有前提的，即不能危害他人和公众的利益。在性病患者的诊疗工作中，正确处理保密与维护公众和他人利益之间的矛盾，是检验医务人员道德水平的重要标志。医务人员不得向无关人员泄露性病患者的疾病资料，但是，医务人员必须向防疫部门报告新的疫情，为社会防止性病的传播提供准确的信息资料。

（三）艾滋病防控中的道德规范

艾滋病（Acquired Immune Deficiency Syndrome，AIDS）是一种过滤病毒引起的疾病。艾滋病毒破坏人体的自然免疫功能，使人对于各种异常变化以及危及生命的疾病失去抵御能力，数年后可能使部分感染者因抵抗疾病的能力极度下降而死于机会性感染和恶性肿瘤。它的传播途径包括：性传播、血液传播、母婴传播、医源性传播。由于还没有根治艾滋病的药物和方法，主要是依靠预防来控制艾滋病的发生和传播，因此对从事该工作的人员的职业道德要求特别严格：

1.对社会负责，不瞒报艾滋病的发生

艾滋病是一种全球性的传染病，它的发生常常不以人的意志为转移。一个地区一旦发现有艾滋病患者，应及时向有关部门报告，切忌知情不报、隐瞒艾滋病的行为。因为这样做只会加速艾滋病的传播，是一种对社会不负责任和缺乏社会公德的表现，而及时报告艾滋病的发生情况，才能得到政府的重视，加强对艾滋病的防治，严格控制艾滋病的继续传播。

2.加强宣传，预防艾滋病

艾滋病是可以预防的，医务人员要深入到艾滋病的高发地区，向高危人群宣传艾滋病的病因、传播途径、临床表现和危害，教育群众自觉与艾滋病做斗争。在宣传过程中，要正确全面向人民群众宣传艾滋病的预防知识，重视艾滋病的社会危害性，克服片面宣传艾滋病的致死性。

3.重视卫生资源的合理分配

中国的艾滋病感染者有不少发生在贫困地区，感染的深层原因是贫困。由于贫困导致卖血、不去正规医院就诊等，都有可能成为艾滋病传染的途径。被感染后的患者会越来越穷，越穷越导致社会的孤立，越不能及时得到社会的照顾。为此，要重视对贫困地区的卫生资金投入，免费为农民提供完善的防治艾滋病医疗服务措施和对艾滋病地区的卫生人力和财力的投入。

4.尊重艾滋病患者应有的权利

尊重他们的人格和公民应享有的一切权利，为他们创造一个平等、宽容、负责、不歧视的社会风尚和伦理环境。为患者保密，不随便透漏他们的病情，避免社会给予他们歧视。医务人员要积极采取能为患者减轻症状、痛苦的治疗措施，延缓他们的生命过程，提高他们的生命质量。

5.关怀患者，保护自己

医务人员在为艾滋病患者提供良好医疗服务措施的同时，也要关注患者的心理变化，开展心理治疗和心理护理，帮助他们重树生活的信心和战胜疾病的勇气。时刻关心患者的生活起居和治疗后的效果与反应。同时，医务人员更要注意自己的防护，防止医源性感染传播可能给自己带来的危害。谨防艾滋病的医源性感染既对医务人员自身有利，也对患者和社会有利，是一种对社会负责的道德责任感。

二、精神疾病诊治工作的道德要求

精神疾病是大脑功能紊乱或失调而引起的认知、情感、意志和行为出现不同程度的障碍，并由此引起患者自知力、自制力和自理能力减退或丧失。如何对待精神病患者，既是一个医疗问题，也是一个涉及社会公德和医学道德的特殊问题。由于医学本身的落后以及人们对精神疾病的不理解，精神疾病患者一直遭受着歧视、辱骂、虐待、遗弃或任其自生自灭，甚至被迫害致死。随着社会的进步和医学的发展，精神疾病才逐渐被认为是一种病态，同其他疾病一样有其自身的病因和发展规律，精神疾病患者也需要得到良好的医疗服务和社会卫生保健服务，更应得到应有的尊重。

精神疾病患者是极其不幸的人群，还可能引发家庭和社会问题，与一般躯体疾病的患者相比较，精神疾病患者有自身的特点。

（一）精神疾病患者的特点

1.意识和行为障碍

患者犯病时，失去理智，思维错乱，语言怪诞，行为异常，人格认知障碍，经常说出或做出一些正常人不可能说或做的事情，如伤害他人或自我伤害。不承认自己有病是精神病人的共同特点。

2.缺乏或失去自控能力

患者犯病时，对是非和行为后果失去判断能力，也不知羞耻和自尊，不能控制思维和行为，胡言乱语、精神抑郁、行为失控等都是常见表现。

（二）精神疾病诊治的道德规范

1.慎重、准确地做出诊断

准确的诊断有助于为病人选择最佳的治疗方案，通过有针对性的治疗，使其早日恢复精神健康；错误的诊断会导致患者不接受，甚至不需要的治疗，既会使患者痛苦无效，也会造成额外的经济负担；有时也会将正常精神状态的人误诊为精神疾病，使其无端承受各种精神压力和不必要的治疗。因此，要求医务人员细致、全面地收集与患者相关的病史、病症资料、检查资料等，正确分析病情，慎重做出诊断。

2.正确对待异性患者

精神病患者因思维、情感紊乱，不能对自己的行为负责。所以，医学工作者必须自尊自爱，杜绝一切不良企图。男医生对女患者做体格检查时，必须有女护士在场协助，妇科方面的检查，一般请妇科女医生代查。男医生在接触女患者时要头脑清醒、态度和蔼、服务周到，但应保持一定距离，不宜有过分热情、殷勤或有任何轻浮的表现，以免患者产生错觉和误解，导致"钟情妄想"。女医学工作者也不应过分打扮或浓妆艳抹，避免引起男性精神病患者的性冲动。总之，医学工作者应十分自爱、自重、自尊，举止行为检点，时时以道德规范要求自己、衡量自己。

3.讲究语言文明，重视精神治疗

精神疾病除了与生物因素有关外，同心理、社会因素也有密切关系。要求医务人员在治疗中除了使用药物及相关的治疗外，还应该运用文明的语言，积极为患者做好充分的心理治疗工作和社会服务工作。

4.精心照料，防止发生意外

由于大部分精神病患者生活不能自理，治疗过程中也难以配合，这就需要医务人员给予患者更多的关心和照料，并严密观察病情，及时发现生活中的问题和病情的变化，采取相应的措施，避免发生意外。对于兴奋失控患者的约束要慎重，必要时才能限制其行动，在此期间应特别注意患者的安全。

5.尊重患者人格和权利，同情爱护患者

精神病患者由于受疾病的影响，可能出现不正常的言行，使亲友疏远、众人厌恶，在社会上受到愚弄或凌辱，甚至被当作"疯子""傻瓜"看待。因此，要求医务人员在诊治过程中不能有任何歧视、耻笑现象发生，要尊重患者的人格，保护患者的权利，给予患者深切的人道主义同情。同时，医学工作者要充分理解精神病患者在治疗、生活上的要求，对正当、合理的要求予以满足，对不能满足的要求进行耐心解释，说明道理。

6.积极参加精神卫生服务工作

从现代医学模式来看，人的健康不仅指躯体的健康，也包括精神、心理的健康。精神科医务人员的工作不单纯局限于门诊、病房的医疗服务形式，还应开展综合医院精神科服务、社区精神保健服务、院外精神康复服务、精神卫生咨询服务等，为患者提供周到、贴心的服务，促使他们早日康复。

7.保护患者隐私

在诊治各种精神疾病患者的工作中，医务人员对所了解的患者情况，如患者的家庭、家族状况、个人生活经历、婚姻状况以及患病后的各种病态观念和行为等，都有保密责任，不能对外人随意谈论或提供。在涉及法律和国家安全的情况下，应按法律程序和组织程序提供有关资料。同时，医务人员不应对自己的亲属、朋友议论病人的私生活及病态表现。

8.坚持原则，慎重做出精神疾患的诊断书

出具精神病的诊断书涉及法院、公安、司法等部门，医务人员不能受权利和金钱的诱感，做出患者有无精神疾病的诊断，更不能给无精神疾病的人签署有精神疾病的证明，因为这样做既违背了法律，又有悖于医务人员的职业道德。

9.尊重患者知情同意权

在选择合理治疗方案时，要尽可能取得患者或家属的知情同意。精神科医务人员要从患者的具体情况和医院的具体条件出发，选择合理的治疗手段，尽量避免药物治疗。对某些不良反应的治疗措施，选用时应审慎。另外，精神科医务人员应把治疗计划、治疗效果、不良反应、预后及时告知患者家属，以征得他们的同意。

三、传染病诊治工作的道德规范

传染病是指由病源性细菌、病毒、主客体和原虫等引起的，能在人与人、动物与动物或人与动物之间相互传播的一类疾病。由于传染病传播面广、传播速度快、对社会人群的危害大，所以与外界相对隔离的传染科工作对社会的卫生保健状况有着重要的影响。

（一）传染病的特点

1.传染性

各种传染病均有特异的病原体，这些病原体通过一定的途径传染给他人，而且会迅速蔓延，在人群中流行，对人民群众的生命和健康威胁极大。每一个传染病患者自身都是传染源，其唾液、分泌物、排泄物以及使用过的物品等都可能带上病原体，人们一旦与之接触，就会有被感染的危险。

2.阶段性

传染病的发生、发展与恢复有一定的阶段性和规律性。一般传染病都分为潜伏期、前驱期、发病期及恢复期等阶段，各期临床表现都有其不同特点，传染程度也不尽相同。所以，要求传染科医务人员熟练掌握各种传染病各期的特点，以便尽快明确诊断，给予及时有效的治疗。

3.恐惧性

由于传染病的发病特点，加之治疗过程中往往要实行隔离措施等，社会人群对传染病患者一般都会采取回避措施，甚至害怕与传染病患者接触，给传染病患者带来各种心理负担，心态错综复杂，使得传染病治疗难度加大。

（二）传染病诊治的道德规范

1.严格消毒隔离

控制传染病流行，切断传染病的传播途径，是为了保护社会共同利益，使患者尽快康复。为了保护易感人群，医务人员不仅要主动建立预防医院内感染的管理制度，而且还应建立完善消毒、隔离制度，严格执行各类传染病规定的消毒隔离制度，防止院内交叉感染。同时对病室环境、患者随身携带物品、分泌物以及排泄物、患者使用过的医疗器具都应严格消毒、妥善处理，对隔离期内的患者应讲明道理，严格执行隔离制度，防止交叉感染和病源的扩散。

2.强化社会预防保健意识

由于传染病对社会危害较大，因此医务人员在治疗患者的过程中要不断强化社会预防保健意识，本着既要对患者负责，也要对社会负责的精神，发现疫情或传染源应及时向卫生防疫部门报告，并采取积极的预防措施予以配合。同时，还要利用各种时机和形式，向患者、患者家属和社会公众展开传染病的预防保健教育，以提高全民的预防保健意识，预防传染病的发生和传播。

3.拥有高尚道德情操

传染科医务人员的工作不仅辛苦、危险性较大，而且其工作的好坏事关患者和社会人群的健康利益。这就要求医务人员应具备无私奉献、忠于职守、全心全意为患者服务的人道主义精神，还要求医务人员不畏艰苦和风险，热爱本职工作，充分尊重和体谅患者，给他们以人道主义的关怀，帮助他们消除思想顾虑和消极情绪，同时要积极采取有效治疗措施，促进患者早日康复。

4.严格疫情报告制度

医院一旦确诊患者是传染病患者或疑似患者，必须在规定时间内向卫生防疫机构报告。传染病科医务人员是法定的责任报告人，任何人不得隐瞒、漏报、谎报。任何授意隐瞒、谎报疫情的事件是不允许的。

5.科学防治，不断探索

传染病的流行与传播，常因病原、环境、人体生理和心理条件的变化而变化。医务人员要不断探索其变化规律，探索其发生、发展和防治的各种方法与措施。

第二节　特殊人群诊治的道德规范

妇产科、儿科以及老年病诊治工作不仅关系到每个妇女、儿童和老人的健康与保健，而且关系到千家万户的悲欢和我们国家的未来，这类人群在生理和心理上的特殊性，在其医疗服务上有特殊的要求，因此，对从事妇科、儿科和老年病诊治工作的医务人员的道德素质也提出了特殊的要求。

一、儿科患者诊治的道德规范

案例7-2：

某医院儿科收治一名高热患儿，经医生出诊：发烧待查，不排除脑炎。急诊值班护士凭借多年经验，对患儿仔细观察，发现精神越来越差，末梢循环不好，伴有谵语，但患儿颈部不强直。于是，护士又详细询问家长，怀疑是中毒性菌痢。经肛门指诊大便化验，证实为菌痢，值班护士便及时报给医生。经医护密切配合抢救，患儿得救。[①]

思考：

案例中，医护人员在诊治儿科患者过程中遵循了哪些道德规范？

分析：

儿科患者作为特殊的群体，在疾病诊治过程中难度相对来说较大。案例中，某医院护

①李本富,李传俊,齐家纯,丛亚丽.临床伦理案例分析[M].北京:科学出版社,2000:19.

士在对患儿进行仔细观察后，根据患儿的情况以及详细询问家长，怀疑患儿是中毒性菌痢，并及时报告医生，经过抢救，患儿得救。医务人员遵守了耐心、细致、勤奋的工作作风，以及对患儿终生负责的职业道德。

儿科诊疗工作的患者为儿童，按国际惯例，0～18岁都属于儿童。儿科患者年龄跨度较大，与其他患者相比较，儿童具有语言表达能力受限、不能自主诉说病情、生理心理不成熟、缺乏独立生活能力等特点，这就要求医务人员在诊治过程中，遵循一定的道德规范：

（一）耐心细致，关心体贴

医务人员在对儿科患者尤其是婴幼儿患者问诊、体格检查及疾病治疗过程中需要更大的耐心和更多的爱心。询问病情时要循循善诱，同时还要耐心听取家长陈述；体格检查时应不拘泥于常规的体位或检查顺序，善于转移患儿的注意力，检查耐心细致且动作轻快准确；疾病治疗过程中要勤观察、仔细检查，密切关注患儿的精神状态及临床表现，及时、准确、有效地处理突发情况。医务人员在诊疗过程中应态度和蔼，关心体贴患儿，了解其心理和性格，获得患儿的信任与合作。

（二）高度负责，治病育人

医务人员要有高度的责任感，充分了解儿童的生理和心理发展特点，考虑诊疗措施的近远期效果，为患儿的健康着想，不仅要治愈躯体疾病，更要培养其良好的道德品质，做到治病育人。儿科医生应在技术上精益求精、严格谨慎，切忌由于医疗差错造成误诊、漏诊或治疗不当，给患儿及家庭带来不幸。患儿易受外界影响，而且对这种影响缺乏评价能力，容易模仿。因此，每位儿科医务人员必须时刻注意自己的言行，在检查治疗的过程中要充分考虑患儿的心理特点，对自己高标准、严要求。儿科医务人员不仅要治愈患儿机体的疾病，而且还要培养患儿良好的道德品质，做到治病育人。

（三）严格执行消毒隔离制度，防止交叉感染

由于幼儿的免疫功能差，易成为传染性疾病的易感人群。因此，要求医务人员在门诊做好预诊和分诊。在病房，应对传染病患儿做好隔离，对体弱、白血病、免疫功能低下者和新生儿等要做好保护性隔离，不让患儿随便出入其他病房和其他孩子来往。同时，要严格执行探视规程，使病房内的空气、物体表面和医疗用品达到卫生标准，使各项操作达到无菌要求，防止交叉感染。

另外，在儿科和妇产科医疗工作中都可能遇到如何对待有缺陷新生儿的问题。医学上一般把有缺陷新生儿分为四级：（1）Ⅰ级缺陷：缺陷对孩子今后的体能、智力发展没有或仅有轻度影响，孩子成人后，一般都能参与正常的社会生活。（2）Ⅱ级缺陷：缺陷对孩子今后的体能、智力发展有重要影响，但达到一定年龄后可以矫正或部分矫正，成人后，有一定的劳动能力和生活自理能力，或智力一般。（3）Ⅲ级缺陷：缺陷对孩子未来的体能、智力发展有严重影响，成人以后将失去全部劳动能力和生活自理能力，或智力高度低下，目前医学技术无法矫正。（4）Ⅳ级缺陷：缺陷特别严重，目前无法救治，新生儿在短期内肯定死亡。

如何对待有缺陷的新生儿，医学伦理学界有不同的看法。对Ⅰ级、Ⅱ级缺陷新生儿，要发扬医学人道主义精神，积极救治，帮助缺陷新生儿恢复健康或基本恢复健康。而对Ⅲ级、Ⅳ级缺陷新生儿，人们的看法则大相径庭：一种观点认为，人的生命是宝贵的、神圣的，即使是一个有严重缺陷的新生儿，也应不惜一切代价予以抢救。另一种观点认为，一个严重缺陷的新生儿，由于目前医学无法恢复其生命质量，无论现在还是今后对社会和他人的价值都小，而且低质量的生命对其自身也无幸福可言，他的存活不仅对其本人是一种痛苦，也给资源有限的社会带来负担。因此，放弃抢救是符合社会整体利益的，也是道德的。

上述两种观点都有其合理性，反映了道德价值的多元化倾向。但从医疗实践的角度看，后一种观点在操作上还缺少法律依据，在道德上也缺乏令大多数人信服的理由。因此，对待有缺陷的新生儿，医务人员应坚持医学人道主义原则，积极救治，绝不能因为新生儿的缺陷给予不公正的待遇。对有严重缺陷的新生儿，医务人员有义务向其父母说明情况，除非患儿家属主动要求放弃治疗，否则，医务人员仍应不遗余力地进行抢救。

二、妇科患者诊治的道德规范

（一）妇产科患者的特点

妇女在生理上有月经期以及怀孕生产和养育后代的繁重任务，躯体状况变化大，患病后耐受性差。由于几千年来妇女地位较低，一些妇女易形成多疑、多虑、多愁善感的心理特征。妇女疾病常涉及生殖系统，由于受传统道德影响，妇女患病后易产生害羞心理、压抑心理和恐惧心理。另外，产科分娩季节性强，情况变化多而快，处理不及时常可造成严重后果。

（二）妇产科患者的特殊心理和道德规范

1.害羞心理和道德规范

青少年女子性征发育异常、女青年未婚先孕、已婚妇女因病引起的性生活异常及不育症等，常使患者在就诊时感到难以启齿，尤其在男医生面前表现更为明显。由于这种害羞心理，患者有时不愿坦白，甚至拒绝妇科检查，给诊治工作带来困难。因此，要求医务人员体谅患者的心理，理解和同情其处境，尊重其人格，讲清尽早诊治的必要性，使她们感到医务人员亲切、体贴、值得信赖，乐意配合医务人员做好必要的检查。医务人员在检查时要态度严肃，切忌粗鲁、轻浮，不得与患者或其他人员玩笑嬉闹，更不能有淫思邪念。总之，医务人员要以自己的实际行动，解除患者的害羞心理，以便能顺利进行诊治活动。

2.恐惧心理和道德规范

妇女产生恐惧心理是由于担心自身的疾病会给家庭和社会带来不良影响等原因产生的，这种心理会影响妇女疾病的康复，孕妇的病还可能影响到胎儿的生长发育，或导致难产和产后出血增多等。因此，医务人员应注意对患者的精神安慰，关心和体贴患者的痛苦，尽可能满足患者的合理需求。对待产妇，更要有耐心，不能轻率地做出决定，从而导致难以预料的后果。

3.压抑心理和道德规范

由于女性患者患病部位的特殊性和受我国传统观念的影响，有些患者不愿在公众场合诉说自己的病情，从而隐瞒病情，甚至不愿向家人诉说，使得她们的心理处于压抑状态。因此，医务人员应充分理解、同情并尊重患者。对未婚先孕者及性病患者，不能强迫她们做不愿意做的检查，对必须做的检查项目，应耐心解释，求得理解合作，切忌粗鲁生硬，更不能歧视、挖苦或嘲笑患者，医务人员应当保护患者的隐私。对待产妇或人工流产者要安慰鼓励，关心体贴，切不可嫌弃、训斥或无视她们的要求。在生育期妇女的避孕方式选择上，要尊重其知情同意的权利。

三、残疾人保健工作的道德规范

残疾人包括肢体残疾、体内脏器功能不全、精神和行为异常、智能缺陷等人群。中国各类残疾人约8500万。由于多数残疾人文化程度低、就业率不高、生活和社会保障方面比较困难，因而，对残疾人的保健已成为国家和社会特别需要重视的问题。国家规定残疾人工作者应遵循以下职业道德规范：

（一）人道

人道，就是要求做残疾人工作的人员（以下简称残疾人工作者）必须弘扬人道主义思想，做人道主义的实践者，把以人为本的理念融入残疾人工作和事业全过程，促进经济社会和人的全面发展。人道主义在理想方面的延伸，是社会公平、公正，人类解放。在法律、政治方面的延伸，是维护和保障人权。在道德方面的延伸，是尊老爱幼、扶弱济贫，人人怀有一份爱心。在实践方面的延伸，就是诸多的公益团体、慈善团体，就是为社会上需要帮助的人踏踏实实做事的无数义工。人道主义精神反映了残疾人工作者职业道德的本质，是残疾人工作者职业道德的灵魂，也反映出残疾人工作的性质和特色。承认和发扬人道主义这个基础思想和伟大精神，是我们残疾人事业的永远不倒的一面旗帜。

（二）廉洁

廉洁，就是要求残疾人工作者必须遵纪守法，清正廉洁，严于律己，自觉接受监督。这是由残疾人工作的对象和性质决定的。残疾人工作者要弘扬正气，遵纪守法，清正廉洁，克己奉公，诚实谦虚，始终保持和发扬艰苦奋斗、勤俭创业的优良传统，提倡节约，反对浪费，防止腐败，并自觉接受来自各方面的监督。

（三）服务

服务，就是要求残疾人工作者必须牢固树立以残疾人为本、全心全意为残疾人服务的思想，提高为残疾人服务的能力，维护残疾人的合法权益。这是残疾人工作的出发点和落脚点，是加强残疾人工作者职业道德建设的根本目的。残疾人工作者要切实尽职尽责履行"代表、服务、管理"职能，熟悉、了解、准确、科学地掌握残疾人群体的种种需求，并针对需求提供相应服务，实现三个面向：一是面向特殊群体的特殊服务；二是面向党政机关有关部门的决策依据服务；三是面向社会各界的涉残咨询服务。

（四）奉献

奉献，就是要求残疾人工作者必须爱岗敬业，对残疾人有爱心、真心和实心，不图名利，乐于奉献。要积极投身残疾人事业，努力提高自身修养，培养高尚品德，为残疾人多做好事，多办实事，做广大残疾人的孺子牛。

四、老年患者治疗的道德规范

（一）老年患者的特点

1.生理特点

老年人由于器官、组织、细胞等自然老化，生理功能减退，大多数生理指标比正常人差或出现异常，抵抗力下降、发病率增加。患病时，病情多变而不稳定。其严重程度常与主诉及症状不一致，机体正常与不正常的界限模糊，这给检查、诊断和治疗带来了难度。

2.心理特点

老年人除了生理上的变化外，还有心理上的变化。例如：（1）感知觉减退：敏感度降低，听力衰退，常常出现听力失真而影响与外界的信息交流。（2）智力改变：总体来说，老年人解决问题的能力、逻辑推理能力、批判性思维能力随着年龄的增长而下降，因此老年人捕捉信息及使用信息都显得笨拙，解决问题的灵活性也受到影响。（3）情绪改变：老年人情绪体验的强度和持久性随年龄的增长而提高，其情绪趋向不稳定，常表现为易兴奋、激怒、喜唠叨与人争论，一旦强烈情绪发生后又需较长时间才能恢复。（4）人格特征的变化：由于脑力和体力的减退，家庭结构的变化，子女与老人分居，老人生活缺乏照顾和帮助，容易产生孤独、多虑的心理，并且自尊好强、性情顽固，导致心理压力较大。

（二）老年医疗工作中的道德规范

1.尊重老人，服务周到

老年人自尊心较强，对与之频繁接触的医务人员的言行和态度十分敏感。因此，医务人员要尊重他们、理解他们，对他们提出的各种建议和要求要耐心倾听、认真对待，能做到的尽可能予以满足，限于条件暂时做不到或根本做不到的也应予以诚恳的解释说明，求得共识或谅解。医护人员要设法消除老年患者各种不利的心理因素，使他们对医务人员产生安全感、舒适感和信任感。同时，医务人员要在就诊、检查、治疗等方面想患者所想，给予全面周到的服务。

2.严谨、审慎的治疗操作

由于老年人特殊的生理和心理状况，所以医务人员在为他们选择治疗方案时，应审慎从事，切不可疏忽大意。要在确定治疗目标后，多设计几种治疗方案，从中选出最优方案加以实施，同时要征得患者和家属的同意和支持。

3.加强老年人心理保健

老年患者因大脑衰老易引起精神异常，心理变化较大，因此，要加强老年患者的心理卫生保健。首先，医务人员要多同老年患者交流、接触，认真倾听他们的诉说，了解其对自己疾病的认识和态度。其次，依据患者的心理需求，有针对性地耐心劝导，给予精神安慰和鼓励，帮助患者对病情进行准确分析，提出治疗方法，指导患者进行自我治疗，消除其紧张、焦虑、不安、悲观的情绪，使其心平气和地接受治疗。对于任性、固执不配合治疗护理的老人，应进行耐心说服，使其接受治疗。对于抑郁消沉、悲观厌世的患者，要进行疏导帮助，及时调节心理，促进康复。

4.认真落实社区卫生工作

由于老年人生理和心理的特点以及患病后行动不便以及与子女分开居住，给高龄老人和有病在家养病的老人就医带来很多困难。为此，政府提出社区卫生服务机构要开展居家养老和居家卫生保健服务，要求社区医务工作者为居家的老人建立健康档案，定期上门为他们送医送药，与家属和社区服务工作者一起做好老人的生活和心理服务。医务人员要认真落实政府对社区卫生工作的要求，不辞辛苦，互助协作，共同做好老年社区卫生服务。

第八章　医院管理伦理

随着社会经济的不断发展，管理与伦理相结合的研究日益成为现代管理科学的一种新趋势。西方最早的医院是为朝圣的香客医病伤的地方，Hospital（医院）一词就是从 Hospitalum（客栈）演变而来。我国春秋时期，齐国设"残废院"，收容哑人、盲人，集中疗养，以慈善救济为宗旨。后来各封建王朝都设有为皇宫贵族服务的"太医院"，也有救济性质的平民医院。古往今来的医院管理实践都贯穿着伦理思想。医院管理伦理在医院管理中起着指导作用。医院管理委员会是实现医院管理伦理职能的前提和组织保证。

第一节　医院管理的伦理问题

案例8-1：

1981年9月5日，上钢某厂青年工人陆某，因工作不慎左下肢被卷入轧钢机，躯体左下部撕脱。当被送至某医院急诊室时，陆某已成严重休克状态，神志模糊，瞳孔散大，血压为零，呼吸微弱，眼结膜下广泛出血，左下肢皮肤、左半部骨盆连同左下肢被完全撕脱，左下肢被截成两大段，左臀部软组织已大部分撕脱。左下肢有25cm×25cm大的伤口，小肠脱出，结肠外露，膀胱破裂，患者奄奄一息。急诊室的医生一边进行紧急处理，一边通过广播召集人员参加抢救。广播后，在极短的时间内，普外科、麻醉科、泌尿科、骨科以及整形外科的主任、教授和主治医生等几乎同时奔向急诊室。在抢救医治陆某的过程中，"伤员的需要就是我们的任务"成为全院各科室及全体医务人员的共同信念。药师及时送药，营养人员精心为病员专制少渣特别营养饮食56天，全院14个科室、100余名医务人员参加了抢救和医治，经过手术抢救和100多天的精心医护，陆某终于开始拄拐杖行走，逐步恢复健康。[①]

思考：

1.该医院各科室以及全体医务人员的共同信念体现了医院管理的什么原则？

2.各科室通力合作抢救患者体现了医院伦理管理的哪些原则？

分析：

1.案例中，该医院各科室以及全体医务人员的共同信念是"伤员的需要就是我们的任

---

① 袁俊平,谷桂菊.医学伦理学[M].北京:科学出版社,2007:151.

务"，体现了以人为本、社会效益和经济效益相统一的伦理原则。这是医院管理的重要伦理原则，是由我国医院的性质决定的，是社会主义道德的基本要求。

2. 全院14个科室、100余名医务人员共同参加了抢救和医治，经过手术抢救和100多天的精心医护，陆某逐步恢复健康。这说明医院管理中坚持了竞争与合作相统一的伦理原则。分工合作是医院工作的基本特点，虽然每个科室、人员之间存在竞争，也需要竞争，但是更重要的是合作，应该把医院的经济利益和社会利益结合起来，在患者利益第一的条件下，在合作中展开竞争，这种关系有利于工作人员以及医院管理的健康发展。

一、医院管理伦理的含义

近些年，随着医疗卫生事业的不断发展，在医院管理过程中，医院管理伦理也得到了一定的发展和进步。作为一种新兴的医院管理方式，医院管理伦理对于医院的发展具有十分积极的作用。医院管理伦理是研究医院在管理过程中的道德现象以及其内在规律，根据医学伦理原则，分析、指导医院管理思想和行为，使医院管理的目标、内容、方法、手段等符合伦理学的要求，能更好地服务于人类健康。[①]

二、医院管理的伦理意义

我国医院是以救死扶伤、防病治病、保障人民群众健康为宗旨的社会公益性事业单位，但同时又承担着一定的经营责任。面对医患关系矛盾和利益冲突日益紧张的情况，医院管理工作显示出更加深刻的伦理意义。目前，随着市场经济的深入发展、人们价值观念的转化以及医疗改革的推行，医院管理运行中出现了崇物、拜金、单纯经济观点、利己主义等"道德失范"问题，使人们开始对市场经济以及医疗改革到底是使医德进步还是使医德退化产生了疑虑。医院管理伦理是通过研究医院管理活动中的道德现象，对医院管理应该遵循的伦理原则进行合理解释和论证，进而比较理性地回答出现的一系列问题。医院伦理管理在促进其保障人民群众身心健康的目标的实现、充分调动和发挥人的主观能动性、协调各方利益的公平实现、对医院的正常运行等方面具有重要的意义。

三、医院管理的伦理原则

医院管理伦理原则实际上是对医院管理伦理的基本规则的学理说明。这就要求我们在现有伦理学体系基本原则的框架下，结合医院管理的实际情况，对于医院管理伦理的基本原则的理论和现实依据做出合理的解释和说明。我国国有医院的管理必须遵循社会的基本伦理原则，在各项规范运行中要充分尊重这一基本原则，体现这一基本原则的价值。医院管理的伦理原则主要包括以下几个方面：

（一）以人为本原则

以人为本原则是社会主义伦理道德在现代医院管理领导中的具体化和"职业化"，是调整医院管理过程中各种人际道德关系的基本尺度。把"以人为本"概括为医院管理伦理原则，是社会文明、民主的客观要求，也是医院管理职业活动的内在要求。在医院管理中，贯彻"以人为本"的管理伦理原则，一方面是要把患者利益放在首位，坚持患者第一

①崔瑞兰.医学伦理学[M].新世纪第二版.北京:中国中医药出版社,2017:225.

的原则，避免出现患者因为没有钱被医院拒绝治疗、医生不尽责等导致对患者的救治不及时等不良行为的发生。另一方面，就是在医院管理中要注重情感因素的运用，但不能将严肃的管理工作当成无原则的迁就，当成一团和气的"哥俩好"，以情代管。由于多种因素的综合作用，医院管理者与被管理者之间出现对立和冲突的情况经常发生，这也是在所难免的。对于解决这些冲突和对立，医院管理者要以公正的心态和尺度，既尊重职工的民主管理权力，又敢于负责、大胆决策，公正地处理上下级之间、同事之间的关系，严格执行规章和纪律。对医院中的各种违纪现象的批评、制裁是为了更好地创设尊重人、关心人、平等待人的工作环境。同时，也应防止歧视、打击、报复等非人道的不公正的管理现象发生。总之，在医院伦理管理中贯彻以人为本的伦理原则，就是坚持患者第一，体现人格平等，管理者要尊重被管理者，被管理者要服从管理者的正确管理。

（二）公平和效率相统一原则

公平与效率是社会发展的两大目标，在医院管理中，效率和公平也是非常重要的伦理要求。正确贯彻效率和公平相统一的原则，对医院发展方面发挥着不可替代的作用。医院的发展速度体现了一个医院的效率高低，医院的发展也和自然的进化一样遵循着优胜劣汰的规律，要想在激烈的竞争中处于不败之地，获得长足发展，就必须提高医院发展的效率。医院发展的效率，不仅关系着医院的生死存亡，而且关系着每一个医务工作者、每一个社会成员的利益。在医院管理中，公平也至关重要，医院管理中的公平原则大体包含三方面的内容：（1）权利平等，即医院所有职员不论职位高低都平等地享有各项基本权利。（2）机会平等，即每一个医务人员都有平等的机会，拥有平等的竞争起点，获得自己的利益。（3）利益分配平等，即要尽量使每个人都获得应该属于自己的利益，利益分配差距过大会不利于员工的团结，人心容易涣散，进而影响医院的稳定发展。但我们也应该注意到利益分配平等并不是说绝对的平等，绝对的平等不利于医院的发展。所以，在医院管理过程中，要正确贯彻公平和效率相统一的伦理原则，努力提高医院的效率，进而促进社会"公平"。

（三）竞争与合作相统一原则

不管是人和自然界，还是人和人之间，竞争都是不可避免的，有竞争才能有发展。毋庸置疑，医院的发展也需要竞争，不管是医院之间，还是医务工作人员之间，都需要通过竞争来促进自身的发展。良性的竞争会促进发展，相反，恶性竞争不但不会促进发展，反而会给社会、医院和个人的发展带来灾害性后果。医院管理的竞争中，应该始终坚持良性竞争。同时，我们也应该清楚地认识到，我们鼓励展开竞争并不是意味着各自为战，如今的社会是一个大家庭，全球化不断推进，人类命运共相连，唯有合作才能获得最大发展，合作是促进发展的重要手段，我国医者历来重视团结合作。所以，医院管理中，应该始终坚持竞争与合作相统一的伦理原则，不管是医院之间，还是医务人员之间，都应该在竞争中合作、合作中竞争，以促进医院的稳定健康发展，更好地为人类服务。

（四）认真贯彻党和国家卫生政策原则

党和国家历来高度重视人民健康。新中国成立以来，特别是改革开放以来，党和国家颁布了一系列相关法律法规以及不断进行医疗改革，进一步推动了我国医药卫生事业的发展。2017年，习近平总书记在党的十九大报告中提出"健康中国"战略，中共中央、国务院印发了《"健康中国2030"规划纲要》，并发出通知，要求各地区各部门结合实际认真进行贯彻落实。党和国家的卫生政策是维护促进人民健康的重大战略思想和方针，是对推进卫生事业健康发展的总体战略、目标任务和重大举措等方面的阐述和说明，对推进健康中国建设有重大意义。在医院管理中，要认真贯彻党和国家的卫生政策的愿望的伦理原则，促进健康中国建设，提高人民健康水平，实现人民健康与社会经济协调发展的国家战略。

（五）坚持医院效益与社会效益有机统一原则

医院是社会主义卫生事业的重要组成部分，它是承担一定福利政策的社会公益事业单位，但是医院又是独立的经济实体单位，会追求一定的经济效益。医院的这种公益性与营利性的双重性，要求医院管理过程中必须处理好医院效益与社会效益相统一的伦理原则。一方面，医院管理必须坚持社会公益性的伦理原则，牢固树立为人民服务的宗旨，以社会利益的最大化为自己追求的目标。另一方面，医院要生存和发展，就不能只求社会效益而放弃医院效益，如果完全放弃医院的自身效益，那么医院就会失去其生存与发展的基础，社会效益就无从谈起。但是，当医院效益与社会效益两者发生冲突时，应该坚持把社会效益放在首位，在此基础上，适度兼顾医院效益。总之，在市场经济条件下，医院管理应该坚持社会效益和经济效益的统一，义利并重，在履行救死扶伤的前提下，加速发展医院的经济效益，良好的经济效益可以为社会效益提供更好的保障。但是我们也应该认识到，医院的社会效益是医院的根本价值所在，医院的经济效益是为社会效益服务的，所以应该始终坚持医院效益与社会效益的有机统一。

第二节　医院管理伦理面临的挑战与对策

21世纪，医疗活动的文明标志是走向科学化、规范化。随着医药卫生事业的发展，医院管理伦理对医疗行为的作用越来越重要，日益成为医院科学管理的一个重要平台、一个良好抓手。但是随着市场经济的深入发展以及医疗事业的过度商品化，医院管理伦理在新世纪面临着诸多挑战。

案例8-2：

李先生的儿子刚满周岁，因高烧不退到某医院就诊。门诊医生检查后告知其需要住院，李先生急忙带着儿子来住院部办理住院手续。上午10点左右，儿科病区的夏医生接诊了这名患儿，安排其住入病房。夏医生当天中午要值班，所以她接待完李先生的儿子后就匆匆换下衣服，提前赶去食堂吃饭了。李先生的儿子一直哭个不停，他忙到医生办公室找夏医生。同一办公室的刘医生告诉他："夏医生吃饭了，你等她回来再说吧！"李先生想请刘医生帮忙看看儿子，刘医生却说："各人自扫门前雪，谁的病人谁负责，你找你的管床医生去。"李先生对这种不负责任的行为很生气，要找院长讨个说法。[1]

思考：

如何看待上述案例中刘医生的行为？

分析：

案例中，刘医生违背了作为一个医生应该认真负责、患者第一的伦理要求和职业道德。刘医生之所以对患者有这样的态度和行为，就是因为医院管理制度存在漏洞——医院管理伦理的缺失与失范。刘医生推脱为患者治疗的责任，可见该医院没有事先制定相应的医院管理伦理方案，或者是医院管理伦理没有起到真正的作用。"谁的病人谁负责"这种理由，既是对患者的不尊重，也是对工作的不负责任。对于这种现象，应该建立健全医院管理伦理制度，用以约束或者限制医生不负责的行为。

一、医院管理伦理面临的挑战

（一）医院管理伦理的缺失

1.医院管理理念中伦理的缺失

由于医院管理伦理教育力度不足，忽视医院管理伦理相关知识的学习和更新，导致部分医者没有树立正确的伦理理念，部分医院管理者在管理中缺乏伦理理念。

2.医院管理方式中伦理的缺失

医院管理者大多数情况下习惯采用行政化的管理模式，对医院工作人员和自身的关系没有正确定位，形成了一种命令者与执行者的关系。在医院管理过程中，情感化解机制缺失。

3.医院管理目的中伦理的缺失

由于市场经济的发展，医院管理者没有很好地把社会效益和经济效益两者兼顾起来，结果造成了医院管理的目的过分放大了经济效益，缩小了社会效益。总之，医院管理面临的首要挑战就是医院管理伦理的缺失。

（二）医院管理伦理的失范

虽然说医院伦理管理失范是无法完全避免的，但是医院管理伦理的失范引发的问题值得我们深思。医院管理伦理的失范主要表现在两个方面：一方面是部分医者价值观扭曲，缺乏仁爱的感情，把医疗职业完全看成是用来谋生的手段，把医生与患者之间的关系看成是一种赤裸裸的"金钱关系"，在医疗过程中可能会给患者增加一些不必要的检查与治疗。另一方面是医疗中的腐败现象严重。比如医生、商人非法合作牟取暴利，医者唯利是图、手术收取红包、强行推行药物及医疗器材等问题屡屡发生，这些现象说明医院管理伦理形同虚设，失去了其真正的作用。

二、医院管理伦理面临挑战的原因

（一）医院管理伦理制度与机构的不完善

医疗卫生事业发展飞速，医疗技术日新月异，但是医院管理伦理制度与机构并没有与

---

①潘习龙,高文庆,张颖.医院伦理案例精讲[M].北京:人民卫生出版社,2008:145.

医疗行业的发展同步。医院管理伦理制度与机构的发展比较滞后，以至于一旦出现新的医疗问题、错综复杂的医患关系，医院伦理管理制度会表现出担当力薄弱、缺乏灵活性与引导性、不公平等问题。或者是没有专门的机构处理这些出现的新问题，导致患者有问题不知道该找谁、找哪个机构解决的情况。

（二）医院管理伦理教育力度不足，缺乏职业化培训

由于大多数医院的管理者可能不是专业的管理人员，没有专业的管理知识和较高的管理能力，仅仅是因为有优秀的医疗技术、较长的从业时间、较老的从业资历就成为医院的管理者，这可能会造成医院管理层的某些职工在获得管理岗位之后仍把工作重心和精力放在精进医学技术上。如果不对他们进行伦理教育和专门的职业化培训，由于他们对管理者岗位所包含的责任与义务没有清晰的认识，进而不能充分行使管理者的职能、履行管理者的责任，结果造成医院管理伦理的滞后。

（三）管理过程中过度强调行政管理

大多数医院，尤其是公立医院在管理过程中都比较依赖行政管理，对于管理者下达的任务，各个科室只是抱着一种应对行政事务的心态，敷衍了事，缺乏情感机制，忽视了伦理作用对医院管理的重要作用。

三、医院管理伦理建设的对策思考

（一）建立和完善医院管理伦理制度

医疗卫生事业不断向前发展，医院管理伦理制度也应该与其同步发展，不能一味地强调医疗事业的效益发展，而忽视医院伦理相关制度的发展。医院规章制度的完善性以及健全性往往决定着医院的道德水平。一般情况下，规章制度中贯彻了很多医德原则以及医德规范，而医院管理伦理也是通过各项规章制度来限制和规范院内全体员工的道德行为。建立明确的伦理基准以及实施伦理的全过程管理，可以帮助管理者在每一项决策中运用医院管理伦理使决定过关，计划法规合乎管理道德和医德。道德不具有强制性，而规章制度对人对行为具有强制的约束性，加强医院管理规章制度建设，将道德因素融合在规章制度中，可以用各项规章制度来限制和规范院内全体员工的道德行为。

（二）建设和完善医院管理伦理机构

医院伦理委员会是医院管理伦理的重要机构，建立健全医院伦理委员会，有利于促进医院伦理管理。在各大医院中，还需对医院伦理委员会进行不断完善。展开医院伦理委员会的相关工作，保证医院在伦理学的基础上制定各种重大决策和解决各种矛盾，这既能够加强医院的精神文明建设、有效提高医院管理的水平，还能指导医务人员正确制定伦理决策。另外，充分发挥医院伦理委员会的作用，能在一定程度上促使医院管理有效实现伦理化，进而有效保障医院管理伦理达到较高的水平和质量。

（三）强化医院管理伦理重要性的意识

思想是行为的先导，让管理者明白从"科学管理""行为管理"向"伦理管理"转变，是当代医院管理发展的必然趋势。全球化的深入发展以及医疗卫生事业改革不断推进，导致人们的价值观念多元化、医患关系复杂化等问题，这更需要医护人员有高度的社

会责任心和正确的道德观。医院管理伦理建设过程中，需要对医院内所有人员加强伦理教育，其中管理者是首要的伦理教育对象。医院管理者的道德伦理水平，在一定程度上是医院管理伦理建设直接的、关键的影响因素。一个医务工作者只有拥有崇高的人生目标，才能激发其强烈的事业心和责任心。加强对医务人员的伦理教育培训，可以培养他们的医德医风，进而强化医院管理中的伦理意识。

（四）培养全体医务人员履行美德义务的能力

医院管理伦理的目的就是要扬善，但是无论做任何善事，都要有行善的能力，以免心有余而力不足。所以，要通过各种形式提高每位医院工作人员履行美德的能力，尤其是医院伦理管理人员对行为结果性预测的能力，这样才能按照"应当"的规范去行善。此外，还要培养具有战略眼光的管理者。

第三节　医院伦理委员会

案例8-3：

哈尔滨医科大学附属第四医院医学伦理委员会是2006年6月成立的黑龙江省第一家医学伦理委员会。委员会成立不久，就接到医生对一个患脑部胶质瘤的5岁男孩做二次开颅手术的申请。经医学伦理委员会成员几次审查研究，决定让医生劝说家属放弃手术，原因是：2005年，该男孩儿曾做过一次开颅术，虽然手术非常成功，但是胶质瘤是一种恶性肿瘤，不易切干净，术后易复发。前不久，男孩儿的病情再次恶化，医生对他的母亲讲明，即使做了二次手术，男孩儿的生命也维持不了多久，而且手术费用和后期维持费用巨大。但是这位母亲执意要给儿子做二次开颅手术。为此，医学伦理委员会再次慎重审查研究，认为此次手术对挽救男孩生命已无意义，而且生命期维持时间越长，孩子的痛苦越大，给这个家庭带来的经济负担就越大，最后人财两空。所以，委员会基于以患者利益第一的原则，在选择治疗方案时要综合考虑利弊，做出让医生劝家属放弃手术的决定。[①]

思考：

该手术有必要向医院伦理委员会申请吗？哈尔滨医科大学附属第四医院医学伦理委员会为什么会拒绝上述手术？

分析：

案例中，该手术有必要向医院伦理委员会提出申请。在手术活动中，可能会发生意外，如果发生意外，就会引起医生和患者家属的矛盾。医院伦理委员会可以提供手术的伦理咨询，可以作为双方沟通的桥梁，也可以起到监督的作用，这就能更好地平衡医院医生与患者的利益，促进医患关系的解决。医学伦理委员会基于以患者利益第一的原则拒绝了这位母亲坚持给儿子做二次手术的申请，医院伦理委员会综合患者自身、手术预期以及费用等各个方面的综合因素，拒绝了手术。医院存在着医院与社会、医院与医生、医生与患

①袁俊平，谷桂菊.医学伦理学[M].北京：科学出版社，2007：155.

者等各个方面的利益，某一方的利益处理不好，都会产生不利的影响。医院伦理委员会应站在一个比较公平公正的立场上，综合平衡社会、医院、医生以及患者的利益，选择最佳方案。

一、医院伦理学委员会的产生

1971年，加拿大学者提出建立医学伦理委员会的建议。1975年，美国《医学伦理学杂志》第一期讨论了医院伦理委员会的职能和组成。1975年，美国新泽西州发生了著名的"K·昆兰"案件①，新泽西州最高法院在判决中首次提出"对于患者生命维持装置是否取下应该听取医院伦理委员会的意见"，由此开创了成立医院伦理委员会的先河，并且引起了当时美国人对医院伦理委员会更多的关注与思考。

中国伦理委员会这个名词的首次提出，是在1987年苏州召开全国第四届医学哲学学术会议的闭幕式上。与会代表建议，在一些大型医院应建立伦理学委员会，用以处理某些医学活动中的伦理难题。1988年11月，我国卫生部宣告成立了"卫生部涉及人体的生物医学研究伦理审查委员会"，简称"卫生部医学研究伦理委员会"。2000年3月6日，卫生部又成立"卫生部医学伦理学专家委员会"。根据国际有关的医学伦理规范和国内相关法规的规定，我国许多医疗机构、大学、学术期刊和卫生行政机构纷纷成立医学伦理委员会。医院伦理委员会自产生以来发表了一系列文件，促进了我国医院伦理的发展。

二、医院伦理委员会的含义

医院伦理委员会是建立在医院等医疗单位中，由许多学科专业人员组成，为发生在医疗实践和医学科研中的医德问题和伦理问题提供教育、咨询、决策的机构。医院伦理委员会法定到会人数不少于5人，为保证法定到会人数中专业资格分布符合要求，委员会各专业资格的人数可各在2名以上。

三、建立医院伦理委员会的意义和功能

（一）建立医院伦理委员会的意义

医院伦理委员会是实现医院道德化管理的重要手段，在社会发展条件下，我国建立医院伦理委员会的意义主要有以下几个方面：

1.有利于医院在改革过程中保持正确的方向

社会发展日新月异，医院要想在激烈的竞争中不被淘汰，就要不断改革以适应社会的需要。在市场经济条件下，医院管理不仅要求实现其根本的社会效益，而且要求实现一定的经济效益。在医院管理中的晋升制度、分配制度等一系列制度的改革中，由于伦理教育的缺失导致一些医务工作者没有坚守住初心，造成医院管理中拜金、以权谋私等一些错误价值观念的盛行，这不但会影响医院管理更好地促进卫生事业发展的初心，而且也会对社会的发展、医院改革产生不利影响。医院伦理委员会可以依据相关医学伦理，对医院的

---

①1975年，21岁的卡伦·安·昆兰由于饮用酒精和镇静剂混合物而导致呼吸衰竭和脑损伤，她的父母要求拔掉用于维持性治疗的呼吸机而被医院拒绝。昆兰家无奈诉讼至新泽西高等法院。1976年，法院判决支持昆兰家的请求，最终医院满足了昆兰父母的要求。而在拔掉呼吸机后，昆兰恢复了自主呼吸，并进入持续性植物状态，她在生存了10年之后因肺炎而死亡。

政策、改革等提出伦理咨询，进而保证医院在改革的过程中保持正确的方向。

2.有利于解决因现代医学技术的使用带来的医学伦理难题

"科学技术是第一生产力"，这已成为人们的共识。由于科学技术在医学上的不断应用而带来的伦理问题也引起公众的广泛关注，医生面临着更尖锐的道德选择。比如，对病情无法控制的患者要求安乐死，医生到底是该坚持生命至上的原则，还是该遵从患者的要求解除患者的痛苦？在胎儿性别选择的技术中，患者的偏好选择与社会的整体利益之间的矛盾等等一些选择中，医务人员会陷入道德选择的困境。医院伦理委员会可以依据相关理论提供咨询，使技术的发展能够起到真正的作用，真正做到为人民服务。

3.有利于协调紧张的医患关系

近年来，日趋紧张的医患关系不仅正在严重冲击着医疗服务市场，而且已成为社会不和谐的因素之一。目前，医疗界存在很严重的不正当现象，比如做手术送红包、患者出现正常死亡问题向医院无理取闹……这充分显示出了医患纠纷的严重性。医生的服务态度、医术水平、负责精神、医疗单位的管理人员管理工作未尽职尽责、医疗单位领导的错误指挥以及医生与患者缺乏沟通、患者家属无理取闹等原因导致不应有的危害后果，造成医患关系的日趋紧张。但是，这些医患矛盾大多属于伦理范畴，既不能完全依照按着法律解决，也不能依照医生自己或者患者自己的个人意愿解决。医院伦理委员作为一个中间机构，可以提供伦理咨询，也可以作为双方沟通的桥梁，很好地平衡医生与患者的利益，促进医患纠纷的解决。

4.有利于保障各方利益的实现

医院存在着医院与社会、医院与医生、医生与患者等各个方面的利益，某一方的利益处理不好，都会产生不利的影响。尤其是在各种利益之中，患者在维护自己的利益时相对处于比较不利的地位。医院伦理委员会站在比较公平公正的立场上，综合平衡社会、医院、医生以及患者各方利益，以保障各方利益的实现，促进医院管理的进步和卫生事业的发展。

（二）医院伦理委员会的功能

世界医学会的《赫尔辛基宣言》以及我国的一系列规范的制定，确立了相关的医学卫生伦理标准。医学伦理委员会根据这些指南，展开了自己的工作职能。医院伦理委员会的功能主要包括以下几个方面：

1.教育培训功能

医院伦理委员会有责任对医院工作人员进行相关伦理学理论和知识的培训，同时有针对性地、有计划地对医院管理行政人员及全体医务工作者进行医学伦理学系统培训，并且也应该及时对患者与其他居民通过各种形式进行医学伦理学知识的宣传。医院伦理委员会通过培训教育，可以有效地提高相关医务人员、管理人员以及委员会成员的知识素养、处世能力态度等，预防他们的价值观出现偏差，进而有效提高医院管理委员会工作的效率。

2.准则制定、政策管理与研究功能

医院伦理委员会除了对一系列生命伦理问题进行必要的研究外，还应及时对医院管理范围内实际工作中的遭遇和反映出来的伦理学问题有明确的伦理政策研究,同时就如何贯彻相关政策制定相应准则。尤其是对高新技术应用中出现的伦理问题,应该制定相应准则,使医院及管理人员在解决问题时有依据可以参考,确保医学高新技术的合理运用和医学发展的正确方向。

3.咨询服务功能

医院伦理委员会可以专门定期指派专家负责回答患者、家属或医务工作者的咨询,并提出相关的伦理意见。医院伦理委员会的咨询服务主要包括医患之间的伦理纠纷、临床治疗措施和特殊技术应用的道德性质等方面的内容。医院伦理委员会有责任为其提供一个符合伦理学原则和知识背景的咨询意见,以便医务工作人员和患者有一个参考的指南。

4.监督与指导功能

医院伦理委员会对那些违反道德的行为可以向医院主管领导或部门建议给予处理以及处理的理由和意见;在发生医患纠纷时,有权检查相关人员操作的所有资料,其评价意见具有权威性,是解决问题的重要依据;委员会应参加医院医德的考评工作,对有关方面进行伦理监督,以便更好地促进医务工作者的规范,进而促进医院管理伦理的发展。

第九章　医学科研伦理

医学科研是为防病治病、增进健康、提高生命质量而进行的探索性和创造性的实践，医学科研尤其是人体实验是必要的，但不可随意滥用。制定相应的伦理规范，对医学科研进行价值评判和选择，对医学科研人员的行为进行必要的指导和规范，具有重要意义。

第一节　医学科研伦理规范

一、医学科研伦理规范

案例9-1：

某药厂对某种药物进行三期临床观察，该药物主要是通过对机体免疫功能的调节作用而抑制肿瘤的生长。根据临床药物的观察原则，选择观察对象的标准之一是确诊为实体肿瘤病停用抗肿瘤治疗3个月的患者，对此不少医生有不同的看法。[①]

思考：

这里反映的伦理问题是什么？

分析：

药厂不断开发新的药物是勇于创新的一个表现，为防治疾病提供可供选择的更多手段，这是值得提倡并予以支持的，但必须以安全、高效为前提。该药物仅是机体免疫功能的调节剂，对肿瘤患者辅助治疗是有益的。但是，该药物观察要求选择的病例必须停止抗肿瘤治疗3个月，这既不符合医疗原则，也是违背患者利益的。绝不能不顾患者的安危，单纯从研究和开发新药物的角度出发做临床试验，这样是不道德的。

医学科研伦理又称为医学科研道德，是指在医学科研活动中，医学科研工作者应该遵循的行为规范准则的总和，包括处理个人与个人、个人与集体、集体与集体之间各种利益关系，解决各种伦理问题。医学科研与其他科研明显的不同点在于，它的目的是为了维护和增进人类健康和造福于人类，因而医学科研总是为人的生命和健康利益服务，所以整个医学科研活动都会接受道德的检验。医学科研伦理作为医学科学实践研究的产物，它会随着医学科学的发展而不断发展。而医学科学也会随着医学科研伦理的发展而不断发展。两者是相互促进，协调发展的关系。

---

① 张树峰.医学伦理学要点、案例与习题[M].北京：人民军医出版社，2007：48.

（一）造福人类

造福人类是医学科研伦理的根本原则，它是医学科学发展和进步的不竭动力。在医学科研活动中，首要和根本的问题就是动机与目的，因为动机支配行动，目的把握方向。从医学科研选题来看，任何选题都应从保护人民身心健康出发，而不应该是功利性的方面。医学科学的根本目的是维护和增进人类健康和造福于人类。医学科研工作者只有树立了正确的科研目的和方向，才能把握好医学科研的方向，才会有造福人类的责任感和使命感，才能不断促进医学科学向前发展。否则就会和医学的崇高宗旨背离，甚至丧失基本的道德原则。

（二）献身医学

任何学科的建立都需要本学科的科研工作者献身其中，医学也不例外。真正的医学科研永远需要献身精神。医学科研工作是揭示生命奥秘的学科，这也就决定了它是一项长期的工作，进行这项工作也就需要付出极大的精力与毅力。

（三）尊重科学

医学工作者对人们的健康承担着道义责任，尊重科学是医学科研工作中应遵循的最基本的道德原则。尊重科学就是尊重客观事实，遵循事物发展的客观规律，严格地按照科学规律办事，更要坚持实事求是，不要把自己主观的想象强加到客观世界中去。

（四）团结协作

团结协作是医学科研固有的性质，尤其是现代医学科研突出特点的必然要求。团体协作意识是促进医学科学发展的重要因素。团体协作意识的时间表现形式是异代人纵向相依。团体协作意识的空间表现形式是同代人横向协作。

（五）勇于创新

创造性是医学科研活动的一个突出特征，创新是科研的生命，创新意识和创造意识对医学科学发展具有重大的意义。

二、人体实验伦理

案例9-2：

患者武某某，女，9岁。因急性化脓性扁桃体炎被收入某院儿科病房，当时高烧39.5℃，经静脉点滴青霉素后，次日体温下降，第四日体温已正常，该科某研究生为完成研究课题，需做正常儿童的神经系统电生理检查（无创性），故选此儿童为受试者。受试后次日，家属探视时发现患儿头顶部皮肤有3个约2 mm直径的圆形丘疹样红斑，了解事情经过后对医院提出异议，家属认为此做法不但违法，而且也是缺乏医德的表现，而医务人员不同意家属看法，因此引起了争执。[①]

思考：

请对这场争执的是非进行伦理分析。

分析：

家属的意见是正确的。首先，无创性检查的含义家属并不十分理解，认为头部皮肤有圆形丘疹样红斑是由检查造成的损伤，这是医生之过，责任不在家属。9岁的孩子是未成

①李本富,李传俊,齐家纯,丛亚丽.临床案例伦理分析[M].北京:科学出版社,2000:58.

年人，对未成年人所实施的任何检查都应征得其监护人的同意，否则应当认为是侵犯了未成年人的正当权益。患者及家属对人体实验有知情同意的权利，本案例违反了这一原则。

（一）人体实验的内涵

人体实验（Biomedical Research Involving Human Subjects）一般是指以人作为研究对象所进行的科学研究。人体实验的概念有广义和狭义之分。广义的人体实验包括所有以人为对象的科学研究。狭义的人体实验是指以人作为受试对象，用人为的手段、有控制地对受试者进行考查和研究的医学行为过程。人体实验是医学科研的特殊表现形式，而医学科研又是生命研究中与人类关系最直接、最密切的领域。因此，人体实验可以说是生命科研中的伦理聚焦点。人体实验有治疗性实验和非治疗性实验（如诊断性实验）之分。另外，根据实验者和受试者是否为同一个人，可分为自体实验和非自体实验，后者又根据受试者是否知情同意的原则来划分为自愿性人体实验、强迫性人体实验和欺骗性人体实验。上述种种人体实验，除了自体实验外，其他人体实验包括自愿人体实验都存在复杂的伦理问题，处理不当会引发医疗纠纷，处理得当则促进医学科学的发展。[1]人体实验是医学存在和发展的必要条件，特别是在近代实验医学产生以后，科学的人体实验更成为医学科研的核心和医学发展的关键。以提高诊断、治疗和预防技术水平为目标，以达到了解疾病的病因和发病机制，从而更好地维护与增进人类健康、促进医学发展等为目的的合乎规范的人体实验，不仅是必然、必要的，而且也应该得到伦理的辩护和支持。[2]

（二）人体实验原则

从人体实验的道德实质和伦理价值分析出发，人体实验应坚持以下四个方面的伦理原则，以规范人体实验的具体行为和过程，使之符合医学伦理原则的要求。

1. 知情同意原则

受试者享有知情同意权，这一原则体现了对受试者自主性和权利的尊重，是人体实验的基本道德原则，是人体实验进行的前提。1946年的《纽伦堡法典》明确规定：受试者的自愿同意绝对必要。知情同意原则在人体实验中包括三个方面的要求：一是用适合预备实验对象的方式告知其足够的信息，这些信息包括实验的目的、方法、预期效益，特别是实验可能产生的危害和实验对象在任何时候有拒绝或退出实验的权利。二是预备实验对象能够理解上述情况，并理解和接受实验措施有尚未完全成熟的可能。三是实验对象应在没有被强迫和不正当影响的情况下，自由自愿地做出实验与否的决定，并签署书面知情同意书。

2. 维护受试者利益原则

维护受试者的利益是指在人体实验中要保障受试者的身心安全，不能以医学研究名义或其他大量同类患者的利益而伤害受试者的利益。这一原则是人体实验的核心性伦理原则，其具体要求包括：一是在实验中应收集全部有关医学资料，进行必要的成熟的动物实验。二是科学严密地设计有效安全的实验程序，充分估计实验的好处和风险，充分有效地预备安全防护及补救措施。三是实验应在具有相当学术和经验的专业人员亲自监督下进

---

① 宋咏堂，项红兵，罗五金.论人体实验及其规范[J].卫生软科学,2003(05):23-25.
② 孙福川，王明旭.医学伦理学[M].北京:卫生出版社,2015:186.

行，并且运用安全性最优的途径和方法。四是受试者应被告知有权不参加研究或在任何时候撤销同意，而不会受到报复。

3.医学目的原则

人体实验的直接指向和目的是在宏观上发展医学、积累医学知识、为人类的健康服务，医学目的是人体实验的基本原则，只有符合医学目的的人体实验才是正当的。2000年，爱丁堡的《赫尔辛基宣言》具体规定了人体实验的正当目的："涉及人类受试者的医学研究的主要目的在于提高疾病的诊断、治疗和预防方法，进一步了解疾病病因及其发病机制。即便是已充分被证明了的预防、诊断和治疗措施也必须接受对其效力、功效、可提供度及质量不断研究的挑战。"由医学国际组织理事会与世界卫生组织于1992年合作完成的《涉及人体受试者的生物医学研究的国际伦理学准则》指出：无论是临床研究，还是非临床研究，只有符合下列目的才是正当的，"对健康受试者或病人的生理、生化或病理过程的研究，以及对某无力、化学或心理干预措施反应的研究"，"对较大人群的诊断、预防或治疗措施的对照性研究。研究设计的目的在于承认每个人生物学差异的情况下，显示出对上述诊断、预防或治疗措施的某些普遍性的反映"，"确定某些预防或治疗措施对个体或社区人群所产生的影响的研究"，"在多种环境条件下，与人类健康有关的行为方面的研究"。某些特殊的人体实验，例如获得外来资助的人体实验研究，其正当目的除必须符合上述要求外，还要求必须同东道国的健康需要和医疗卫生服务重点相吻合，尤其是提供资助者的商业目的不能损害东道国及其受试者的正当权益。

4.实验对照原则

实验对照原则是现代人体实验的一个科学原则，也是一个道德原则。该原则要求分组随机化，对照组和实验组要有齐同性、可比性和足够的样本。人体实验常用的实验对照方法是安慰剂和双盲法。

三、动物实验伦理

（一）动物实验

动物实验是指为了获得有关生物学、医学等方面的新知识或解决具体临床问题的新手段，在实验室内使用实验动物进行的科学研究。动物实验是实验动物科学的重要组成部分，它是以研究目的为目标，研究实验动物的选择、试验手段、方法、动物模型以及在试验中动物反应的观察、类比，以保证试验质量和试验可重复性的科学[1]。在生物医学领域，常以实验动物为模型，探讨生命科学中的疑难问题，研究人类疾病的发生、发展规律，寻求人类疾病的预防和治疗方法。实验动物是生命科学中不可或缺的材料，是为保证人类健康做出贡献的生命体，其在生物医学研究中做出了不可磨灭的贡献。[2]实验动物是生命科学等基础研究及相关高技术应用的重要支撑和保证条件。

（二）动物实验伦理的争议

20世纪中叶以来，关于是否应该为了人类利益而利用动物进行实验的问题备受人们的

①李厚达.实验动物学[M].第二版.北京:中国农业出版社,2003:2-4.
②邢华,张汤杰.试论动物实验与动物伦理[J].科教文汇(上旬刊),2012(07):88-90.

关注乃至于产生怀疑。在这种情况下，不得不思考和讨论：开展动物实验是否符合伦理。

1.动物实验合理

支持动物实验的科学家大都是以人类利益为出发点，他们认为实验动物没有道德判断的能力。人类是运用动物来进行对生命以及未来的探索，从而缓解人类疾病的痛苦，这就像人类食用动物一样，是为了生存，没有必要反对。动物实验与动物福利并不是相悖的，这是两件不同的事情。一些学者从人道主义出发，提出动物实验的本质是为了提高人类的寿命，是对生命的探究而不是去杀害动物，继而指出，在保证人类的利益下，是可以运用伦理规则规定动物实验的。[1]大部分的实验动物用于医学研究及安全性测试，以动物来作为人类的替代品或特殊疾病模式。动物实验为许多重大科学的诞生发挥了举足轻重的作用。

2.动物实验不合理

有些学者认为使用动物进行人类疾病的模仿和研究经常是靠不住的，而且偶尔还会误导科学研究的方向，还会浪费大量本可用于其他公共卫生项目的宝贵的财政资源。有学者认为部分动物实验几乎没有任何益处，对动物、对人类也没有好处，只是为了满足不少人的私欲。《动物解放》一书中就对这种"不知所云的医药实验"有所提及：当某些实验顶着"医药"的名称进行时，我们往往不假思索地认为其所导致的痛苦是名正言顺的，因为其目的是为减轻痛苦。[2]动物权利论者认为，不但要尊重人的天赋权利，而且也要尊重动物的天赋权利。在道德上，既然以一种导致痛苦、难受和死亡的方式来对待人是恶的，那么以同样的方式对待动物也是恶。动物福利主义者认为，人类应该避免对动物造成不必要的伤害，反对和防止对动物的虐待，让动物在康乐的状态下生存。国际上普遍认可的动物福利为"五大自由"，即享受免遭饥渴的自由，享受生活舒适的自由，享受免遭痛苦伤害和疾病威胁的自由，享受生活无恐惧、无悲伤感的自由，享受表达天性的自由。

（三）动物实验伦理规范的运用

为了缓解动物保护主义者对动物实验的影响，同时为了使动物实验更加准确、更加人道，近年来，欧美等国家有越来越多的人提倡"3R"原则和"5F"原则。

1.3R原则的运用

3R原则是在动物实验中采用减少（Reduction）、替代（Replacement）和优化（Refinement）原则来解决实验动物的伦理问题。

"减少"原则就是通过技术手段，严格控制实验动物和动物实验的质量，最大程度减少动物实验过程中动物使用的数量。例如：合用动物，改进统计学设计，用低等动物代替高等动物，使用质量合格动物，等等。

"替代"原则就是以体外的组织细胞培养、活体外试验或计算机模型、统计分析等方法替代活体动物实验，从而达到相同实验目的的原则。

"优化"是通过对手术手法的优化来减轻动物的痛苦，或通过精细设计与选择实验技

---

① 朱玉芳，王伟群，母小勇.动物实验伦理教育探析[J].安徽农业科学，2012，（28）：14143-14145，14148.

② 黎娟.动物实验的伦理问题述评[J].湖南文理学院学报（社会科学版），2006（01）：76-80.

术路线和手段使动物能够得到最大限度的循环利用，保证动物实验结果的可靠性和可重复性。例如：减少对机体的侵袭，改良仪器设备，控制疼痛，正确熟练掌握动物抓取与固定等涉及动物的基本技术操作，等等。

2.5F原则的运用

5F是指：免受饥饿的自由；生活舒适的自由；免受痛苦的自由；免受焦虑的自由；表达天性的自由。实验者在进行动物实验时必须遵从5F伦理原则，以保证动物实验的科学性。5F在动物实验的具体应用中体现在：在动物饲养环境上必须做到免受饥饿的自由，每天要给予充分的饲料使其生长，这是实验动物所拥有的权利。在笼中，必须给予动物翻转、舔梳、站立、卧下和伸腿的空间来保证动物舒适的生活[1]。在实验过程中，要尽量避免实验动物的痛苦，做轻抚等动作来安定动物。更不能在实验动物面前宰杀其他动物，引起动物不安、焦虑的情绪，以至在抓实验动物时，动物会啮咬实验者，造成不必要的麻烦[2]。

第二节 医学科研伦理问题

案例9-3：

患者孙某，女，40岁，因患溃疡性结肠炎入院治疗。住院后，医生告知有一种治疗溃疡性结肠炎的新药，需要一部分患者做临床疗效实验。医生还告诉患者自愿参加，但希望溃疡性结肠炎患者都参加。孙某原来不想参加该项实验，但抱着试一试的态度就参加了，用药1周后，她感觉效果不好，便中途退出了实验。主管医生对她的做法很不满意。为此她很苦恼，担心医生今后不会认真治疗了。[3]

思考：

试对医生的做法和态度的改变做伦理分析。

分析：

在临床进行新药治疗观察实验是被允许的，但要坚持患者自愿参加的原则，因此，主管医生开始的做法是合乎伦理要求的。主管医生因孙某中途退出实验而改变了对她的态度，这是不应该的。因为，第一，主管医生违背了《赫尔辛基宣言》基本原则中第9条的规定，即"受实验者有权决定是否参加某项科研实验，也有权在任何时候退出实验"。第二，医生违背了《赫尔辛基宣言》中关于"患者对某项科学研究工作拒绝参加时，绝对不能使医生和患者之间的关系受到影响或妨碍"的规定，从而引起了患者的担心，继而也会影响患者的康复进程。

一、实验对象的伦理问题

实验对象从纵向看，包括胚胎、胎儿、新生儿、儿童、青年、老年人、临终者以及尸

---

[1]史小平,李华,王捷等.垫料对实验动物福利的影响[J].中国比较医学杂志,2004(4):237.

[2]刘科,唐小江.实验动物饲养和运输的伦理与福利[J].中国比较医学杂志,2011(10-11):165-169.

[3]医学科研伦理案例.https://wenku.baidu.com/view/15bf357f1611cc7931b765ce05087632311274fe.html.

体；从横向看，包括各类不同病症的患者、正常人，还包括各类特殊人员，如收容人员、囚犯等。虽然人体实验的对象有所不同，但从科研道德而论则是相同的，人体实验必须保护、尊重和促进人的生命价值和尊严。纵观护理科研，无论是提高护理质量或是改进和完善临床上常规运用的理论和方法，只要涉及人体实验，就要强调对受试者的利益和尊严负责，最重要的是取得受试者的知情同意和自由选择，避免任何形式的诱导、欺骗和强迫。尽管任何人对促进医学和健康负有义务，但也必须要在受试者充分了解所参与的人体实验的意义、目的、危险性后自愿参加人体实验，才是符合伦理规则的。基于这种伦理观点，评价受试对象，才符合以人为本的价值观，而不易陷入功利价值观的误区。

二、实验动机的伦理问题

人体实验存在社会公益和患者利益间的矛盾。以社会公益为目的的实验动机，符合科研道德，但它却是一种心理活动，具有内在性特点，不易判断，如是否隐含个人追求名利，或实验即使对医学科学发展有利，但存在对受试者造成伤害，这就要求科研人员有高度的伦理学认识及科研道德素养。对人体实验动机和目的的评价必须首先考虑受试者的现实利益和治疗意义，其次才考虑医学知识的进展和积累。

三、实验方法和结果的伦理问题

医务人员通常被认为在道德和法律意义上是受试者的信托人。作为实验者，应在尊重人的价值原则和医学目的原则基础上选择最佳的实验方案，尽量减少对受试者的伤害，这是对受试方法和受试结果的伦理评价。在"安慰剂对照双盲法"人体实验中，存在大量医学伦理难题，如"安慰剂对照双盲法"人体实验的"双盲"是否违背知情同意原则，是否是对受试者和实验操作者的欺骗，是否给受试者带来肉体、尊严和精神上的伤害等。为减少对受试者的身心伤害，《赫尔辛基宣言》提出了临床实验需要遵循的最基本的四条原则：（1）参试者的人格尊严必须得到尊重和保护；（2）研究过程必须完整，临床试验必须在临床前期试验的基础上进行，其本身必须是科学、可行的；（3）必须将临床实验的有关事宜通告受试者；（4）只有受过训练及有经验的临床研究人员才有资格从事临床实验工作。但依据《赫尔辛基宣言》和其他公认的国际医学伦理准则，在"安慰剂对照双盲法"人体实验中，仍然突出以下矛盾：（1）医学利益与受试者利益之间的矛盾；（2）知情同意与保密要求之间的矛盾；（3）有利与伤害之间的矛盾；（4）受试者的健康利益与其尊严等精神利益之间的矛盾。这些矛盾是伦理难题，曹永福给予强有力的伦理学辨析和解决，理由是：为了保证实验结论的客观性和增强实验的可信度，具体表现为随机分组可以保证实验组和对照组的齐同和可比性；安慰剂对照（第一盲）最大限度地降低受试者主观因素的影响；对实验操作者的盲（第二盲）最大限度地降低实验操作者的主观因素的影响。通过这种方法取得的实验成果是可靠的和可信的，从而促进医学科学的发展，最终有利于人类更多人的健康和幸福，但对受试者的"伤害"要控制在一定的范围内，其程度必须大大低于科学利益——相对更大的科学利益，对受试者的欺骗、肉体、尊严和精神上的伤害要严格控制。从伦理学原则上要求安慰剂对照要被严格限制在病情比较稳定，在相当时间内不会发生危险和带来不良后果，也不致延误治疗时机的患者。危重患者、病情发展变化快的患者不宜使用安慰剂。双盲实验要求受试者确诊后症状不严重，暂停治疗不致使疾病恶化或错过治疗机会，受试者要求中断或停用实验时立即停止实验。这就启示护理科研人员在实施人体实验时，所采用的实验方法应该是利大于害，或局部损害可以治疗恢复，或人的身心健康基本不受影响。利害不明的实验方法应慎重运用，严格把关。对有害无利、害大于利的实验方法应禁止应用。不一定必须采用"对照双盲法"。

四、知情同意的人体实验伦理问题

知情同意是一个完整的概念，但包含两层含义，即知情权和同意权，知情是同意或拒绝的前提，同意是知情的结果。知情同意这项国际准则的提出源于国际性的医疗卫生实践所引发的道德难题，而并非出自一般性的理解探讨或哲学思辨。在不同的国家、宗教、文化之间，人们所持有的伦理原则不一致，但无论什么国家、宗教和文化都不能因强调其独特性而回避这些问题。人体实验最早的伦理法典就是《纽伦堡法典》，在10条人体实验伦理规范中，第1条就是受试者的知情同意原则，即接受试验者必须自愿同意参加，必须具有法律能力和自由选择的能力填写同意书，不受任何欺骗、胁迫、劝诱、恐吓或任何强迫手段的驱使。研究者有责任让受试者对实验的主题、时间、目的、方法、可能的伤害、不便、对健康或个人的影响有充足的认识和了解，以便受试者做出决定。1964年的《赫尔辛基宣言》对知情同意做了进一步、更细致的补充：（1）如若断定某一新的治疗方法具有挽救生命、恢复健康或减轻痛苦的作用，应首先采用之。但在采用之前，应向患者解释清楚，征得患者的同意。对无行为能力的患者，必须事先取得法定代理人的同意。（2）必须对受试者说明该研究的性质、目的和危险性。（3）在患者尚未完全知情及表示同意之前，不可对其施行临床研究。若其为无行为能力者，则必须取得其法定代理人的同意。（4）受试者的同意须以书面为凭。

尽管如此，知情同意虽已成为国际公认的道德准则，但违反知情同意的人体实验仍然频频见诸报端，表现为向受试者提供的信息不明确，只介绍受益情况，不谈受试者预期可能承担的风险、不便和药物的不良反应，仅谈受试者的义务而不谈受试者的个人权益。在贯彻知情同意的原则过程中，也常见一些误区和障碍：（1）知情同意书中术语太多，措辞含糊；（2）受试者理解水平低和缺乏自由判断、选择的能力，影响知情同意的实施；（3）涉及基因信息的实验中的保密问题；（4）告知受试者实验的详细情况，会增加征集受试者的难度。这就导致受试者知情权的不完整性，以至于使实验者与受试者发生法律纠纷。人体实验的伦理原则要求，即使存在这些障碍，也应坚决贯彻执行，这是对受试者的尊重，也是对研究人员的保护。卫生部医学伦理专家委员会委员邱仁宗曾向《中国新闻周刊》介绍过一些做法：实验组织者花几天时间为受试者讲解，给受试者看专门拍摄的录像片，之后再组织一次测试，看受试者究竟听懂了没有，只有确信他们听懂了，试验才开始进行。[1]

---

[1]齐艳,玄英哲.人体实验中的伦理学认识及对护理科研实践的启示[J].吉林医学,2009(02):97-99.

第十章 器官移植伦理

随着现代医学科学的发展，以研究器官移植道德为主题的器官移植伦理学已成为生命伦理学的重要分支。器官移植由于移植主体的不同，包括同种器官移植、异种器官移植。同种器官移植又根据主体的不同分为尸体器官移植、活体器官移植和流产胎儿组织移植。每一种器官移植都存在着自己独特的伦理问题。同时，器官移植必然存在分配与商业化的问题，虽然有着各种伦理准则的规范，但仍然存在问题。

第一节 器官移植概述

一、器官移植的概念

狭义的器官移植（Organ Transplantation）是指，将健康的器官移植到因致命性疾病而功能不可逆丧失的另一个人体内的相应部位中，从而改善和拯救器官受体的生命或生存质量的医学技术手段。广义的器官移植还包括细胞移植和组织移植。

人们习惯将提供器官的人称为器官供体，将接受器官的病人称为器官受体。若器官供体和器官受体是同一人，称为自体移植。若器官供体和器官受体虽非同一人，但二者遗传素质完全相同（如同卵孪生子之间），则称为同质移植。若器官供体和器官受体属同一种属，但遗传基因不相同的个体间的移植，即不同个体的人和人之间的移植，则称为同种移植。若不同种属（如猪和人）之间的移植，则称为异种移植。根据植入部位不同，可以分为原位移植、异位移植和旁原位移植。根据不同的移植技术，可以分为吻合血管的移植术、带蒂的移植术、游离的移植术和输注移植术。

二、器官移植的发展

器官移植是人类关于自身生命科学的伟大成果之一，也是医学高科技发展的成果之一。大概经历了幻想传说时期、实验探索时期和临床应用时期。

远古传说中就有了许多的器官移植的想象：在西方，《创世纪》中有用亚当肋骨创造夏娃的传说；在东方，古代文献《列子》中也有神医扁鹊给鲁、赵二人做心脏互换手术，二人均痊愈回家的故事。那时，人们就已经意识到，部分组织或个别生命重要器官丧失功能可能就会导致个体健康或生命不能维持，由此产生器官移植的想法。从广义上来说，最早的器官移植可以追溯到公元前600年，古印度的外科医师用从病人手臂上取下的皮肤重整鼻子，这实质上是一种自体组织移植技术，它也成为当代器官移植的先驱。考古学证实，在埃及、希腊、罗马、印度和中国均有零星的牙齿移植的记载。文艺复兴时期，已有下肢移植的记录。

19世纪的欧洲，人们为了实现用新的器官替换功能衰竭器官的愿望，开始进行器官移植的实验研究。一些外科医生也证实了某些组织和器官移植的动物移植实验，实际上属于种植，即将器官切成小块或者薄片植入体内。此外，还有皮肤、肌腱、神经、软骨等的移植。但因为当时的移植不吻合血管，所以事实上移植难以存活。

1954年，默里（1917—1984年）在一对孪生儿之间进行了肾移植，移植后肾脏立刻发挥其功能。这是临床移植首次成功的案例，也成为人体器官移植划时代的标志。在临床肾移植的带领下，20世纪60年代陆续开展了人类各种同种器官移植。具有代表性的有：1963年哈迪（1918—2003年）的肺移植，1964年哈迪实施异种（猩猩）心脏原位移植，1967年巴拉德（1922—2001年）的心脏移植，1980年莱西、科斯坦罗夫斯凯的胰岛移植等，都取得了成功。

近年来，尤其是近30年，由于与器官移植相关的免疫抑制剂、组织配型、器官保存技术的改进和外科手术等的突破性发展，使得几乎所有器官都可以移植，也促使器官移植成为标准的外科疗法，器官移植挽救了成千上万人的生命。但移植外科创造奇迹的同时，也带来了令人困扰的问题：对可供移植的器官的需要严重地和长期地超过供应；费用昂贵，许多人无力支付器官移植及其相关的费用。这些问题都同伦理密切相关。

第二节　器官移植的伦理问题

案例10-1：

1998年10月，北京某医院眼科博士在准备为两位失去视力的眼疾病人移植角膜时，发现储存的角膜已经坏死。于是，他进入停尸房将一名女性尸体的角膜摘除，换上义眼，未告知死者家属，未获得家属同意。在火葬前家属发现死者角膜已被摘除，将医生告上法庭，控告他犯盗尸罪。[1]

思考：

该医生为了救治病人而摘除尸体角膜有无不对？

分析：

医生在未获得家人的同意下摘取尸体的角膜，违反了知情同意的原则并且没有遵循自愿捐献原则，是极不尊重家属决定的行为，而且在摘取尸体角膜之后，未对家属进行合理补偿。

一、尸体器官捐献的伦理问题

移植器官主要来自于尸体。尸体器官捐献不存在是否允许为了一个人的健康而损害另一个无辜的人的健康的道德难题，风险/受益评估比较明确。但从切取时切断血管到植入

---

① 孙福川，王明旭. 医学伦理学[M]. 北京：卫生出版社，2015：156.

时接通血管期间，供移植的器官必须始终保持着活力。正因为如此，尸体器官使用本身并没有过于尖锐的伦理争议，最大的伦理争议在于如何采集并获取尸体器官，并且存在一个能否及时摘取器官的问题。即使事先有约定，如果在死者家属尚处于极度悲伤时摘取尸体器官，这在道德上有伤家属感情。而待家属情绪好转后再商量，所摘取的器官存活率又大受影响。此外，为了缓解移植器官供求关系严重失衡的现状，鼓励捐献（合理补偿和激励措施）能否得到伦理的辩护，也是需要正视的问题。

（一）自愿捐献和推定同意

在器官移植的过程中，知情同意的原则必须贯彻。知情同意原则从两个方面得到伦理学支持，即尊重捐赠者的人格和保护捐赠者的权利。有效的知情同意有利于维护良好的医患关系，知情是做出自主选择的前提。在知情同意基础上获得可供移植的器官，目前有两个基本的办法：自愿捐献和推定同意。其基本不同点在于，前者需要死者生前明确表示同意捐献器官或组织，而后者则有两种形式：一种是国家给予医师以全权来摘取尸体上有用的组织或器官，不考虑死者及其亲属的意愿。另一种是指当不存在来自于死者或家庭成员的反对时，就可进行器官收集。

自愿在死后捐赠器官的捐赠者或者说是器官供体，可以在人格尊重和权利保护等方面得到伦理辩护。因为器官捐赠者是出于道德上的崇高性而产生的利他主义行为。自愿捐赠主要包括口头与书面两种明示同意形式。明示同意是指捐赠人必须明确表示自己死后愿意捐献身体全部或部分器官的意愿，才能在其死后进行器官移植。明示同意方式是20世纪60年代以前各国普遍采用的一种器官捐献原则。在美国、英国、加拿大、澳大利亚、荷兰等国家，以及我国港澳台地区的立法中都运用了该原则。例如，在澳门就曾做出法律规定，自尸体摘取器官的须查明死者的"死后捐赠人身份"，通过的途径有：（1）本人向澳门卫生局表示其愿意做出捐赠的正式记录；（2）曾以书面形式做出声明；（3）愿意捐献特定器官或组织给予特定受益人；（4）由捐赠人记录卡或其他可行的和明确的方法证明；（5）死者的配偶、子女、父母等家属在缺乏捐赠人的记录卡，不知死者生前反对的情况下，可以允许摘取组织或器官。同时规定：如未查明"死后捐赠人身份"便实施了摘取手术，行为人最高可被处以2年有期徒刑。

推定同意原则是指由国家推定并由立法机构通过法律认定所有公民都会同意在死后捐献器官。换句话说，如果当事人生前没有登记不捐献器官，则认为死后愿意捐献尸体器官。但是在大多数实行推定同意的国家和地区，一般还要征得家属的同意。由于这一原则能够迅速增加器官供体而受到一些学者的赞同。

但对这一原则的反对意见一般集中于以下两点。其一，有一些人认为，推定同意不能真正体现知情同意原则。推定同意是在假定公民都会同意在死后捐献器官，在某种程度上带有强迫的意味，在表面上看来是对个人"选择退出"权的尊重，实际上是对个人"选择进入"权的蔑视。其二，有更多的人认为，实行推定原则的国家的实践表明，推定同意并没有缓解器官移植的匮乏。因为尽管法律给了医护人员可以无须家属允许就摘取器官供体的器官的权利，但绝大多数的医护人员仍然不愿意这样做。在实践中，一般都是在通知家属病人已经死亡后，再询问他们是否拒绝捐献。这在实际安排上存在一定的困难，并且会花费许多时间，使得器官不能及时被保存和利用。

（二）合理补偿和激励措施

器官紧缺的现象在各国普遍存在。据悉，器官移植的供需比为：美国为1∶5，英国为1∶3，而我国供需矛盾尤其突出，供需比高达1∶150。推行公民同意逝世后捐献器官是解决当前器官供体短缺的有效途径。除了对公民进行宣传教育外，还可以通过一些合理补偿的方式鼓励人们捐献器官，包括直接与间接两种形式。直接形式包括为供者提供一定的物质激励作为奖励，为尸体供者提供必要的丧葬相关费用，并对其家属进行褒奖和补偿与捐赠相关的开支等。间接形式包括亲属在移植时享有优先权以及获得一定的社会赞誉，比如纪念碑等。反对者认为，这些鼓励措施是一种利诱，会使当事人丧失自主决定的能力。还有人认为，这是变相器官交易，可能会增加器官受体的经济负担，甚至可能会违背医生的职业伦理。赞成者认为：首先，合理补偿是积极地引导公众去捐献器官，因而比被动地等待公民觉悟提高的无偿自愿捐献更容易实行。其次，它体现社会公平。根据回报公正原则，人家做出了贡献，不给予任何回报是不公正的，并且器官供体的捐献行为大大降低了整个社会的医疗成本，所以从社会公平以及人道的角度考虑，也不应该让器官供体有任何额外的负担，由此给予供者合理的补偿也是有必要的。然后，它符合利他行为的特点。无论是从伦理学原理还是现实生活来看，不可能所有的人都永远无私利他，只可能偶尔为之，然而人们却可以恒久地为己利他。给予器官供体及其家属合理的补偿，可以更好地激发整个社会的捐献热情。最后，补偿并不等同于器官交易，器官交易过程中，器官是被作为商品对待的，是为了追求高额的利润，反映了赤裸裸的金钱关系，而补偿是以挽救他人生命为目的的，并不追求利润，补偿行为是一种知恩图报，具有一定的象征意义，表示社会对捐赠行为的认可和表彰。

二、活体器官捐献的伦理问题

案例10-2：

某医院接到河南某县农村一位小学教师的来信，他提出愿意将自己的角膜献出，以换取一定的报酬用于办学。他的理由是：当地经济状况极差，政府虽多方筹资，但仍有数百名适龄儿童无法入学。他本人年近46岁，在40岁时全身浮肿，确诊为慢性肾炎、肾功能不全。目前虽能坚持工作，自感生命有限，愿将其角膜献出，为改善本乡办学条件做点贡献。[①]

思考：

这名教师的行为是否合法、是否应该被赞成？

分析：

对于迫于贫困或其他压力下的"自愿"应该禁止，器官移植技术不能只为有钱的强势人群造福而给弱势人群带来更大的风险和伤害。而且这名教师涉嫌器官买卖或者是变相买

---

①李本富,李传俊,齐家纯,丛亚丽.临床案例伦理分析[M].北京:科学出版社,2000:8.

卖，虽然是出于自愿，目的是为了改善办学条件，但基于对人类生命的尊严和商业化后可能产生的严重后果，国家是禁止将人类的器官和组织作为商品买卖，违者应追究其法律责任。世界不少国家法律规定，器官不能商业化。我国虽无立法，但此举也不能被允许。为了改善办学条件而使一个人失明，这是不人道的。他是属于活体捐献，且活体器官捐献的一个最基本的伦理学原则是不危及供体的生命和健康，对其未来生活不致造成大的影响。医生的职责是治病救人、减轻病人的痛苦，不能为了其他目的而给患者带来新的伤害。医务人员虽然有责任帮助那些器官衰竭、面临死亡的人重新获得生命，但对供体的健康和生命同样负有保护的责任，不能因为受体的需要，而放弃对供体生命的救治或健康的维护。

（一）活体器官捐献的伦理论争

2000年，全球所有移植的肾脏有近一半来自活体捐献者，低收入或中等收入国家中的比例更高，超过80%。捐献血液、骨髓和部分皮肤，对身体健康基本没有大的影响，因此不但是被允许的，而且是被鼓励的。有争议的问题是，对于活体捐献一个肾或肝、肺的一部分，在伦理上是否可以被接受？

赞成的理由有：首先，从医学角度来看，活体器官的质量要优于尸体器官。活体器官"冷缺血时间"短而极少出现移植功能延迟，所以术后病人的急性排斥反应发生率及失败率都较低。其次，医学实践已经证明，亲属间活体器官移植组织兼容性好，术后排斥少，存活率高。第三，即便是非亲属活体捐献，也体现了仁爱和利他主义精神。因此，只要遵循自愿的原则，在伦理上是可以接受的。

反对的理由有：首先，知情同意权能否被彻底贯彻。大部分的移植供体来源都是由受者的直系亲属提供，只有极少数源自健康的且自愿捐献器官者。因为一方面知情同意涉及供受双方，另一方面相关活体器官移植绝大多数是为亲属，其"自愿"的意愿可能受家庭和社会压力的影响大打折扣。其次，非亲属之间的活体捐献常常是为了金钱或利益，是一种变相的器官买卖。再次，从风险/受益分析来看，不值得这样做。从受者来看，尽管受者可能因此获得生命的再生，但是受者除了手术创伤、手术并发症外，还有可能因移植而导致器官储存功能的丧失、防御病症能力的降低，并因此可能到时相应器官的衰竭。对于供者来说，这样的伤害甚至可能危及生命，而供者本人的身体得不到任何益处。最后，随着器官移植技术的进步，尤其是免疫抑制剂的发展，活体器官在组织配合好、术后排异少等方面的优势正在消失。目前，非亲属尸体肾移植的存活率已经提高到与活体亲属肾移植存活率相当的水准。

活体器官移植面临的主要伦理问题是：为挽救病人的生命，使一个健康人接受一项复杂的大手术，而且如果这一手术不能给供体带来身体或健康上的任何益处，那么供体不仅失去了重要的器官或组织，还要面临并发症甚至可能失去生命威胁。况且，一旦活体摘取器官移植手术失败，这无论对于供体、受体及其家属来说，还是对于手术医生来说，都将是十分残酷和极不道德的。因此，活体器官捐献必须经过严格的风险/受益分析，如果弊大于利是禁止实施的，那么在目前无法完全禁止活体捐献的情况下，必须对活体捐献加以严格的限制。

（二）活体器官捐献的伦理选择

1986年，国际移植学会公布了有关活体捐赠、捐献肾脏的准则：（1）只有在找不到合适的尸体捐献者或有血缘关系的捐献者时，才可接受无血缘关系者捐赠；（2）接受者（受植者）及相关医师应确认捐赠者处于利他的动机，而且应有社会公正人士出面证明捐赠者的"知情同意"不是在压力下签字的，也应向捐赠者保证，若切除后发生任何问题，均会给予援助；（3）不能为了个人的利益向没有血缘关系者恳求，或利诱其捐出肾脏；（4）捐赠者应已达法定年龄；（5）活体无血缘关系之捐赠者应与有血缘关系之捐赠者一样，符合伦理、医学与心理方面的捐赠标准；（6）接受者本人或家属，或支持捐赠的机构，不可付钱给捐赠者，以免误导器官是可以买卖的，不过补偿捐赠者在手术与住院期间因无法工作所造成的损失与其他相关的开支是可以的；（7）捐赠者与接受者的诊断和手术，必须在有经验的医院中施行，而且希望义务保护捐赠者的权益的公正人士，也是同一医院中的成员，但不是移植小组中的成员。

1987年5月13日，世界卫生组织第40届卫生大会发布的9条人体器官移植指导原则涉及活体器官捐赠的条款指出：活着的成人也可以捐赠器官，但这类捐献者与接受者应有遗传学上的联系，骨髓和其他可以接受的再生组织的移植除外；活体捐献者不应受到任何不正当的影响和压力，同时应该充分理解并权衡捐献器官后的危险、好处和后果。此外，不能从活着的未成年人身上摘取移植用的器官，在国家法律允许的情况下对再生组织进行移植可以例外。

2000年6月1日，美国肾脏基金会以及美国移植外科和肾病协会在堪萨斯州组织了一次国际会议，会后发表了一个关于活体器官移植的伦理原则的共识报告，主要内容如下：（1）活体供体应该是有行为能力、自愿且没有受到强迫、医学及社会心理学方面处于健康状态的人；（2）活体供体应该完全了解自己捐献器官所面临的风险和利益，以及器官移植受体所面临的风险和利益，还有可行的治疗方式；（3）供体所捐献的器官不能用于临床上已没有希望的病人；（4）供体、受体的利益必须超过活体器官捐献和移植的风险，即要符合风险/受益原则。

我国2007年颁布的《人体器官移植条例》第10条规定：活体器官的接受人限于活体器官捐献人的配偶、直系血亲或者三代以内旁系血亲，或者有证据证明与活体器官捐献人存在因为帮扶等形成亲情关系的人员。

上述伦理规范强调了活体器官捐献的以下几个方面：（1）活体器官捐献以及对供体不造成实质性伤害为首要原则；（2）供体必须是真正自愿和知情同意的；（3）供体必须是有行为能力的成年人；（4）必须符合合理的风险/受益评估；（5）禁止活体器官买卖，活体器官买卖是社会不公正的表现，允许活体器官买卖会加剧这种不公正；（6）将活体器官捐献限于亲属和有帮扶关系的人之间是可行的选择，可以在一定程度上避免活体器官买卖。

三、流产胎儿组织移植的伦理问题

案例 10-3：

目前我国器官移植最突出的问题是供体来源。在一次学术讨论会上，一位学者提出建议：鉴于目前我国计划生育中有大月份引产的胎儿，与其让他（她）自然死亡，不如留做器官移植（特别是肾移植）的供体。有的学者指出此举不人道，应持慎重态度。于是，形成了两种截然不同的观点。[①]

思考：

应如何看待这个问题？

分析：

两种态度都有其理由。前者是从解决供体来源角度，缓解供体紧张以挽救人的生命，如果让其自然死亡也是一种浪费，未必就是人道的。后者从维护人的尊严和人道主义出发，一旦允许实施，唯恐引发器官商品化和其他社会问题。在一定法规约束下采取前者做法在伦理上也是可以接受的，但要严防后者问题的出现。

（一）胎儿组织移植的优势

胎儿供体指利用不能成活或是淘汰的活胎或死胎作为器官供体，也可谓细胞移植提供胚胎组织。胎儿组织可以用来有效地治疗某些疾病。胎儿的组织和器官用于移植具有独特的优势。由于胚胎组织及免疫系统发育不成熟，免疫反应性差，容易形成免疫耐受及血型未定型等因素，决定了胚胎组织抗原性低的特点，因而排斥反应较小，成功的可能性大。并且，胎儿的组织和器官有着丰富的来源，较容易得到，生长力强，因此为组织和器官移植的医生所青睐。美国、英国等国家已经用胎儿组织有效地治疗糖尿病、帕金森氏综合征、白血病等，胎儿组织用于移植的活动也在开展。临床医学通过研究发现，胎儿的胸腺、胰脏以及肝脏也可以用于器官移植。

（二）胎儿组织移植的伦理问题

胎儿组织来自流产胎儿。胎儿组织如果来自自发性流产，多半不能利用。因为自发性流产的60%是染色体异常或其他缺陷导致。因此，必须来自选择性流产或人工流产。不同文化关于"胎儿是不是人"存在争议，不同伦理学理论关于胚胎和胎儿的本体论地位和道德地位的界定差异也很大，于是就产生了相关的伦理问题。

首先，将胎儿组织用于移植，实际上阻碍了一个生命的发展，那么这算不算是"杀人"呢？一种观点认为，人之所以成为人，是因为具有了作为人的自我意识和理性。胎儿始终在母体孕育，并未脱离母体，没有作为人的理性与意识，与其说是一种人，不如将其归纳为母体身体组成的一部分，因此，他们认为胎儿并不属于人。另一种观点认为，胎儿是人，完全享有人的道德和法律地位，西方天主教认为每个母体孕育的胎儿都具有人的尊严。在中国古代，人们也普遍接受"人始于生"的观念。总体来看，我国大部分学者认为，如果是由于母亲或胎儿的原因不适宜继续怀孕而实施人工流产或引产，那么通过各种

---

①李本富,李传俊,齐家纯,丛亚丽.临床案例伦理分析[M].北京:科学出版社,2000:79.

途径获得的胎儿用于器官移植是可以得到辩护的，因为与其将无法存活的胎儿丢弃，还不如将它用于治病救人。

其次，胚胎器官只能来源于晚孕胎儿，而中、晚期引产，尤其是晚期妊娠引产在国际上是普遍禁止的。因此，实际上的胎儿器官移植只能着眼于严重畸形儿或缺陷儿（包括无脑儿）。尽管有人对畸形胎儿的器官素质提出质疑，在胎儿产下尚有生命时器官容易受损，断气后靠维持心肺活动保持器官素质也并非理想，但因为淘汰性胎儿资源广泛，且易于排除伦理学的障碍，胎儿器官移植仍是器官移植较为理想的选择。但是何为"淘汰性胎儿"，主要是指被认定为"完全舍弃"的畸形胎儿或缺陷儿，如无脑儿、重度脑积水、重度内脏缺损、唐氏综合征等，都被认为是可以用于器官移植供体。例如，德国、英国、日本、荷兰、加拿大等国家支持利用无脑儿。德国规定任何无脑儿均视作死胎，可在任何时候终止妊娠。

（三）胎儿组织移植的伦理选择

大体来看，在严格的道德准则约束下，使用胎儿组织进行器官移植的做法得到了普遍认可。这些准则有：1986年，瑞典提出的胎儿材料用于移植的道德准则；1987年，北京市神经外科研究所进行胎儿黑质组织尾状核内移植治疗帕金森氏病时制定的获取胎儿脑组织的原则；1990年，美国科学事务委员会制定的有关准则，等等。我国普遍认为，在胎儿组织移植的实践中应遵循以下伦理原则：（1）确定胎儿供体必须由下述三方同意和参与：胎儿父母或其直系亲属、胎儿的医学监护方法人或司法代表、受体方代表。（2）淘汰胎儿的确定至少必须符合下列几个条件：体重低（体重小于1000g），或有其他生命质量极低指标者；有明确的严重遗传缺陷或严重畸形无法矫正和不能存活者；妊娠危及母亲安全或非婚姻关系自愿终止妊娠的未成熟胎儿以及其他自愿终止妊娠者的未成熟胎儿等。（3）除人工引产或自然流产外，确定胎儿死亡需要卫生医学责任人的参与。必须禁止供体胎儿过程中的商品化行为和方式。必须禁止直接以治疗需求为理由而流产的胎儿用于供体。

四、器官商业化的伦理问题

（一）器官商业化的伦理争论

世界卫生组织认为，凡是对捐献的器官给予或接受报酬或者为提供或收受报酬而对器官的供需进行广告宣传的行为都属于人体器官商业化。有人认为，人体器官商业化就是指通过市场机制来配置有限的人体器官资源，即允许人体器官可作为商品进行交易。也有人认为，只有出售器官的广告宣传和器官自行买卖行为才是商业化。

赞成器官商业化的人认为，除了自愿捐赠，增加器官供应的另一个可能是允许器官在公开市场出售。在死亡前，病人可以出售他的一个或多个器官，死后可以摘除，付钱给他的家庭。活体器官供体则可以在市场上出售自己的器官，自己获得购买器官者支付的钱。支持的人一般有以下理由：第一，公民拥有身体权。不论是人体器官的无偿捐赠还是有偿出卖，都是公民处分自己身体的方式，都应该得到同等的尊重。第二，个人利益的固有性。在现代市场经济条件下，自己才是自己最佳利益的判断者，对于其在权衡利弊的情况下做出的出卖器官的决定，理应得到法律的尊重与保护。第三，器官商业化在客观上可以有效扩大器官供体来源，缓解人体器官供需矛盾，挽救更多的病人。

有些人则认为有充分的理由反对器官商业化：（1）器官买卖有损于人类尊严，破坏公序良俗。器官交易，易造成人格的商品化，使人降格为物，其触碰了人类的基本道德底线，构成对人自身主体地位的否定，并且容易造成一种轻视人的社会氛围。（2）器官买卖有损社会公正。它会加剧人们在生死面前出现的不平等，有钱人可以购买器官而获得再生机会，而贫穷的人只能在绝望条件下去出售自己的器官。（3）器官商业化不能保证器官质量。器官供体为了出售器官或以更高价格出售器官，很可能会隐瞒自己的病史或遗传史，从而使得器官的质量得不到保障，造成器官移植的成活率下降或者疾病蔓延等恶果。（4）器官商业化可能会诱发诸如盗窃、盗割他人器官，走私人体器官，非法贩卖儿童作为供体，甚至会出现为了谋取器官而杀害他人等一系列违法犯罪活动，严重背离器官移植之救死扶伤的医疗目的。（5）器官商业化可能导致一些人因为当下的金钱需要而一时冲动，出售自己的器官，做出日后会后悔的非理性选择。（6）器官商业化导致不具备条件的医疗机构以营利为目的开展器官移植，损害供体和受体的利益。另外，器官商业化将增加器官移植费用，器官获取的有偿化将增加手术成本并最终转嫁到病人身上。

（二）器官商业化被法律明文禁止

目前，大多数国家都明文禁止一切形式的器官买卖。即使商品经济最发达的美国，也于1984年发布《全国器官移植法》，宣布器官买卖为非法，至少有20个国家，包括加拿大、英国和大多数欧洲国家都有类似的法律。

1987年5月13日，第40届世界卫生大会通过决议发布了9条人体器官移植指导原则。其中，指导原则5规定：人体及其部件不得作为商品交易的对象。因此，对捐献的器官给予或接受支付（包括任何其他补偿或奖赏）应予禁止。1989年5月，世界卫生组织呼吁制定一个有关人体器官交易的全球禁令，敦促其成员制定限制器官买卖的法律。

我国卫生部2006年7月1日颁布的《器官移植技术临床应用管理暂行办法》和国务院2007年5月颁布的《人体器官移植条例》也严格禁止器官买卖。

五、器官分配的伦理问题

案例10-4：

某医院住有两位患者需要进行肝脏移植：一位是张某，男，45岁，因多年饮酒导致严重肝硬化；另一位是李某，男，25岁，待业青年，在一次购物中因抓歹徒而使肝脏破裂，生命危在旦夕。现有一肝脏可供移植，两位患者组织配型都符合，但当时张某能交出手术费而李某不能。一些医生认为医院不是慈善机构，只有付费才能得到医疗服务。另一些医生认为不给李某移植在感情上不能接受，也不公平，因为李某是为社会而负伤的。[1]

思考：

你认为肝脏应移植给谁？

分析：

从对肝脏移植需要的迫切性上看，李某更需要，因为这属于抢救范围。而对张某来

---

[1] 李本富,李传俊,齐家纯,丛亚丽.临床案例伦理分析[M].北京:科学出版社,2000:65.

说，其疾病不是致命的，可以继续等待肝脏的来源。从现实性上看，经济效益是各个医院都重视的问题，要得到医疗服务就得付费，这也是患者的义务。因此，似乎应该给张某进行移植。从伦理上分析，李某年轻，负伤是由于见义勇为所至，这是一种高尚的行为，社会对他应该给予回报，医院也应把社会效益放在第一位。即使这家医院在经济上不能完全免除李某的医药费，社会各界也可以伸出援助之手，帮助李某得到对其生命迫切需要的肝脏。张某若能主动加入这一行列，那么本案例将无矛盾可言了。

我国每年约有150万人因末期器官衰竭需进行器官移植，但每年仅1万人左右能得到移植治疗，各类移植需求者和供体间的比例大致是100∶1，甚至更高。捐献器官数量同需求器官移植治疗的患者相比，存在巨大差距。因此，临床上可供移植的器官是稀缺的医疗资源。稀有资源的分配有两个层次：宏观分配和微观分配。宏观分配涉及一个国家的医学政策如何在常规医学治疗和器官移植之间进行平衡的问题。这种平衡既要考虑到诸多无力就医者的心理和需求，又要兼顾器官移植本身的开展，并且要做风险/效益分析。宏观分配是大范围的决策，并不影响个人。而微观分配指的是在器官移植中，谁应该得到和先得到器官，接受器官移植的标准又是什么的问题，这直接影响到患者个人。对此，不少国家都制定了不同的标准，这通常包括医学标准与社会标准，也有其他标准。

医学标准，即移植的适应证与禁忌证，是对病人能否获得成功治疗的估价。这包括患者的年龄、健康状况、原发疾病及并发症、免疫的兼容性等内容。医学标准一般有以下几个参考项目：（1）年龄。一般在15~45岁之间，4岁以下、65岁以上应列为相对禁忌证。（2）原发疾病。在生命器官功能衰竭而又无其他治疗方法可以治愈，短期内不进行器官移植将终结生命者。（3）受体健康状况及并发症。除需移植有病变的器官外，其他脏器功能要求良好。（4）免疫兼容性选择。一般要求ABO血型相同和相配合，HLA配型位点相配较多，交叉配合及淋巴毒试验为阴性等。这个标准是根本的，也处于优先的位置，否则手术的成功将无法保证。当然，由于各国的器官移植水平存在差别，因此医学标准也并非一成不变，而且随着医学的发展和移植技术的提高，这个标准也会随之变化。

社会标准指的是如果经医学标准筛选，供体器官仍然不能满足符合条件的患者的标准，那么就依据社会标准，也就是参考有关的社会因素来决定在有器官移植适应证的病人中选择谁做移植、谁先做移植。这些标准包括患者的社会价值、病情急迫情况、在家庭中角色的地位及作用、个人的应付能力（包括病人配合治疗的能力、社会适应能力、经济支付能力）已经做出的社会贡献、未来可能对社会做出的贡献等。不同社会和国家的价值观念不同，因而社会标准也会存在差异。

社会标准更多的是出于功利主义的考虑，但是，这可能也会出现一些问题。首先，每个人的生命价值都是至高无上的，都是平等的。其次，任何组织或个人都不能准确测算出某人所做贡献的多少和预测出某人未来可能对社会贡献的大小。因此，社会标准并不是唯一合理的标准，其他标准也在支配着器官移植的实际操作。比如，我国深圳市的《人体器官捐赠移植条例》就规定："依申请时间的先后确定接受器官移植的患者。"又比如，由荷兰、比利时、卢森堡、德国和奥地利参与组建的"欧洲器官移植中心"提出了"急迫性"

标准，它将患者分成四个等级，从而根据患者的急迫程度来确定器官分配的优先顺序。这些标准往往取决于不同社会的不同价值观念。也就是说，上述标准是否要考虑、如何排序，取决于一个国家或地区通行的社会规范和价值观念。

六、异种移植的伦理问题

（一）异种移植的概念

简单地说，异种移植是将器官、组织或细胞从一个物种的机体内取出，植入另一物种的机体内的技术。但随着技术发展，对这种传统的定义开始出现异议。美国公共卫生局（PHS）将异种移植从两方面定义为：（A）将非人的动物的活细胞、组织或器官移植，植入或灌注进人类受体；（B）或者人的体液、细胞、组织或器官在体外与活的非人动物的细胞、组织或器官进行接触。此定义包含了在异种移植的所有操作中使用的活质。"异种移植物"指的是异种移植中使用的（人的或非人的）活细胞、组织或器官。

英国卫生部专门协调异种移植研究的组织UKXIRA给出的定义与美国不同，不同之处在于（B）部分，人的生物物质与非人的动物活质在体外的接触，英国的定义只包括了体外灌注，而不包括其他形式的体外接触，如将人的细胞在动物的细胞中培养等。在英国，这些方面都属于基因治疗委员会的管辖范围。欧洲理事会倾向于英国的定义，但仍在讨论之中。对异种移植的监管迫切需要一个统一的定义，UKXIRA在2000年12月4日召开的第17次会议上已提出并讨论此问题。

（二）异种移植技术的历史

1905年，法国医生普林斯特罗进行了世界上第一例临床异种移植手术。紧随在法国的初次尝试之后，在1920年至1930年之间，在欧洲进行了数百例将猩猩的睾丸移植于人体的手术。20世纪六七十年代，异种移植再次掀起热潮，大多数都是用猩猩或狒狒作为动物源，并且集中于器官移植，均以失败告终，存活效果极差。比较成功的只有两例：一个是1964年美国瑞茨玛医生所做的异种肾移植，6个病人接受黑猩猩的肾，其中一位年轻的妇女存活9个月；另一个就是著名的婴儿博克莱尔斯蒂芬妮，狒狒的心脏在她体内发挥了20天的功能。近些年来，临床上进行了约200例猪的各种活组织和细胞的异种移植，许多患者接受了猪心瓣膜、猪胎神经组织、猪胎胰岛细胞、猪骨等移植。与早期的临床试验不同，90年代的案例主要集中于异种细胞移植领域。与早期的试验都是由研发者发起和进行的不同，现在的大多数研究都是由公司赞助的。近几年来，随着基因工程技术的发展，干细胞定向分化技术、组织工程技术及克隆技术的发展，人类已成功实现了在动物身上培养出人类器官。

我国异种器官移植相对国外晚了十几年，但也已在移植领域开展了多年的研究。目前，我国各项器官移植都已步入全面的实际应用阶段，并且在试探进行跨物种移植。天津医科大学附属第二医院、华中科技大学附属同济医院、四川大学附属华西医院及中南大学湘雅医院都曾进行过尝试。

当评价这些治疗的安全性和有效性时，答案是模糊的。大多数研究仍然停留在初期阶段，即使个别病人的症状得到改善，截至目前的研究也都没有能力为治疗的安全性和有效性提供充足的数据。而且更为关键的是，异种移植还面临着两个严重的问题，即免疫排斥和跨物种感染。

（三）异种移植的伦理问题

1.人与动物的道德关系

在异种器官移植技术中，动物不仅在临床前试验中被作为实验动物，而且要为人类提供组织和器官做出贡献。尽管目前普遍认为医学研究中的动物实验在伦理上是可接受的，但是异种移植中对动物的利用还是会涉及人与动物的道德关系问题。例如，利用灵长目动物为人类提供器官和组织伦理上的可接受性，利用基因改良动物为人类提供移植器官所引发的伦理问题等。不同学者见解不同：笛卡尔认为，动物不具备自我意识，据此动物可以用于任何目的；康德认为，动物不能算作是合理性的行动者，人类对动物不需要承担直接义务；后来的伦理学家逐渐认识到，虽然动物不拥有绝对的权利，但动物自己的利益及内在的价值，它们还是应该有的，因此，不应让它们承受不必要的伤害、过多的痛苦。医学和外科技术的进步离不开动物实验，对于异种器官移植技术来说，动物还要为人类的生命延续提供器官，如果人类培育出一个活生生的动物生命，目的却是为了给人类自己做器官移植，是不是过于残忍？从伦理的视角来看，人类有什么理由将为人类提供器官的重担强行加在动物身上呢？就这一重要的伦理问题，伦理学界有必要来澄清异种器官移植所涉及的人与动物的道德关系问题。

2.跨物种感染问题

对异种器官移植来说，跨物种感染是主要并发症，因为异种器官移植技术实施后，人体的免疫系统被抑制，患者移植动物受体后比一般人更容易感染。研究发现，有些动物携带的病毒、细菌病原体在携带者体内不发病，但对人类也许是致命的，同时也可能与人体病毒基因重组产生新的病毒导致疫病的产生和流行。就这一问题，目前没有明确的证据可以证明，异种器官移植在跨物种感染问题上究竟是安全的还是危险的。

3.人的同一性和完整性问题

在高新生命技术的发展和应用过程中，越来越凸显出异种人的客体化倾向。除了对个体的同一性和完整性具有潜在影响，更重要的是异种移植对整个人类基本的完整性和内在价值提出了挑战。当人接受来自异种的器官之后，首先会对自己的人格产生重大的影响，也许会对来自异种的器官产生排斥和不信任的心理，异种器官移植是一个复杂的相互协调的过程，而不是器官与原来生命的简单的相加，经过器官移植，受体本身原有的系统完整性被打破，身体和身心都必须做出相应的变化，才能使机体重新达到和谐的状态。简单地说，在一种器官移植产生之前，对人类自身来说一切价值行为的唯一主体是人，那么一种器官移植后呢？受体有没有可能受其供体物种的影响而产生思维、意识、情感、心理、行为的某种变化呢？接受异种器官移植后的患者，由于其接受的是猪的器官，进行一种器官移植后，是不是淡化了人类与非人类之间的概念界限？

第三节　人体器官移植伦理准则

随着临床器官移植的迅速发展，它所涉及的社会、法律、道德诸问题也越来越得到国际组织及各国有关部门的关注，并制定出一些相关的法律、法规或规范。现将几个有代表性的规范摘录如下。

一、国际的器官移植伦理规范

（一）世界卫生组织的指导原则

世界卫生组织在1987年5月13日第40届世界卫生大会上通过了13号决议，发布了人体器官移植的9条指导原则。

1.可从死者身上摘取移植用的器官，如果（A）得到按法律要求的任何赞同；（B）在死者生前为任何正式同意等情况下，现在没有理由相信死者会反对这类摘取。

2.可能的捐献者已经死亡，但确定其死亡的医生不应直接参与该捐赠者的器官摘取或以后的医治工作，或者不应负责照看这类器官的可能接受者。

3.供移植用的器官最好从死者身上摘取，不过活着的成人也可捐赠器官。但总的来说，这类捐献者与接受者应有遗传上的联系，骨髓和其他可接受的再生组织的移植是一个例外。如果活着的成人答应免费提供，则移植用的器官可从其身上摘取。这种捐献人不应受到任何不正当的影响和压力，同时应使其充分理解并权衡答应捐献器官后的危险、好处和后果。

4.不得从活着的未成年者身上摘取移植用的器官。在国家法律允许的情况下对再生组织进行移植可以例外。

5.人体及其部件不得作为商品交易的对象。因此，对捐献的器官给予或接受支付（包括任何其他补偿或奖赏）应予禁止。

6.为提供或寻求支付，对需要或可得到的器官进行广告宣传应予禁止。

7.如果医生和卫生专业人员有理由相信有关的器官是从商业交易所得，则禁止他们从事这类器官的移植。

8.对任何从事器官移植的个人或单位接受超出合理的服务费用的任何支出应加以禁止。

9.对病人提供捐赠的器官，应根据公平和平等的分配原则以及按医疗需要而不是从钱财或其他考虑。

（二）《伊斯坦布尔宣言》13项原则

国际移植学会和国际肾病学会2008年4月30日至5月2日在土耳其伊斯坦布尔召开了国际峰会，发布了《伊斯坦布尔宣言》。该宣言界定了器官移植旅游、器官移植交易、器官移植商业化等概念，提出了13项伦理原则，旨在进一步规范尸体和活体器官捐献以应对器官买卖和交易。

1.为预防和治疗器官衰竭应开展综合性项目（包括临床和基础领域的研究）。

2.应该给晚期肾病病人提供有效的透析治疗以减少等待肾移植的病人的发病率和死亡率。

3.尸体和活体供体器官移植应该作为医学标准上适合的受体器官衰竭的最佳治疗。

4.每个国家或司法体系应该立法规范尸体供体的获取和利用。

5.可供移植的器官应该分配给所有适合的受体，不考虑性别、民族、宗教、社会和经济地位等因素。

6.与移植相关的政策应该将为供体和受体提供最佳医疗照顾为首要目标。

7.政策和相关程序的制定和实施应该使可供移植的器官数量最大化。

8.器官交易、旅游和商业化违背了器官移植应遵循的平等和公正原则。

9.每个国家的卫生主管部门应该监管器官移植临床实践以确保公开透明和安全有效。

10.建立全国范围的尸体和活体供体移植注册登记制度是监管的核心环节。

11.每个国家或司法体系应努力实现器官捐献的自足，即为需要移植的居民提供充足数量的器官。

12.只要国家之间的器官共享合作保护弱者、促进供体和受体的平等并且不违背以上的原则，这种合作就不会影响本国器官供应自足。

13.利用弱势个人或群体并且引诱他们捐献的活动违背了打击器官交易、旅游和商业化的战略。弱势群体包括但并不仅限于文盲、贫困、非法移民和政治或经济难民等人群。

二、我国的器官移植伦理规范

1997年10月，中华医学会医学伦理学分会第9次年会讨论公布了《中国器官移植伦理原则》。

1.在器官移植中应坚持人道主义原则和功利主义原则，并使二者有机结合，达到辩证统一。

2.虽然科学研究和医疗事业是互相促进的，但临床医师应把恢复病人的健康视为首要目的，开展学术理论研究是第二位的。

3.严格遵守医学标准，审慎地选择受体。

（1）生命器官功能衰竭又无其他疗法可以治愈，短期内不进行器官移植将告死亡者。

（2）受体健康状况相对较好，有器官移植手术适应证，机体的心理状态和整体功能好，对移植手术的耐受性强，且无禁忌证。

（3）在等待移植人员名单中选择与供体器官的配型兼容性位居前列，移植术后有良好存活前景者。

（4）受体选择的参考项目：社会价值；在家庭中的地位及作用；经济支付能力；医疗资源的公正分配。

4.关于活体供体

（1）供体来源为受者的血缘关系的亲属、无血缘关系的配偶以及无偿献出器官的健康者。

（2）在移植过程中，医师应遵循对供者和受者健康利益关心和忠诚的原则，使双方的权利都得到同等的保护。

（3）活体提供器官的一个最基本的伦理原则是不能危及供者的生命。摘取某些成对健康器官之一，或失去部分后并不影响原有的生理功能，对供者的健康没有威胁，也不会因此而致残。

（4）受者的得益与供者的损伤应有恰当的比例，得要大于失。

（5）活人捐献器官，一定要出于自愿，不可附加任何其他条件。

（6）向供者和受者双方或亲属及法定代理人说明器官移植的程序，说明已知或可能发生的危险。

（7）在器官移植手术中，应遵守知情同意原则，保守受者和供者双方个人的秘密。

5.从尸体上摘取器官和组织，最好有死者生前自愿捐献的书面或口头遗嘱，特殊情况下，也可采取推定同意原则。

6.采用当前公认的科学测试方法确定供者的死亡。判定死亡应由两名以上医师进行，且医师与器官移植手术不发生直接关系。

7.对接受移植的病人必须经过认真全面地评价其他疗法的可能性和有效性之后，才能决定是否进行器官移植。

8.器官移植手术应由具备专业基础知识、经过专门训练、有临床经验的医师施行。进行器官移植手术的单位必须有完善的专业设施，并有三级甲等以上水平。

9.严禁器官买卖或变相买卖，器官收集商业化是绝对不能接受的。

第十一章　医学遗传服务的伦理道德

20世纪60年代以来，分子遗传学得到了快速发展，遗传医学的重要性越来越凸显。为了适应社会和个人的需要，诞生了一批可以促进优生优育的医学技术。比如遗传咨询、检查诊断、治疗、产前诊断、新生儿筛查等医学遗传服务技术，这些技术可以促进优生优育，但如何使用这些技术，使其真正为人们服务，这就需要人们遵循一定的伦理道德准则。

第一节　遗传病与医学遗传服务的概述

案例11-1：

一对患侏儒症的夫妇来咨询，咨询者告诉他们，很不幸，他们怀的孩子很可能也患侏儒症。这对夫妇反而很高兴。因为他们是马戏团演员，有一个安全可靠而收入不错的职业，他们希望他们孩子能继承这一职业。[①]

思考：

医生可以建议他们做人工流产吗？

分析：

案例中，医生不能建议他们做人工流产。遗传咨询的目的是减少遗传病带给求咨者或其家庭的痛苦，帮助他们做出符合他们最佳利益的决定。遗传咨询的基础是尊重患者，即求咨者有自主性或自我决定权，所以，医生不能建议他们做人工流产，只需向他们阐明信息，然后让他们自主决定是否选择做人工流产。

一、遗传病的概念

遗传病是指人体细胞内遗传物质的基因突变或者染色体异常（畸形）引起的一类疾病。人类遗传病可分为三类：单基因遗传病、多基因遗传病和染色体病。目前，对于遗传病，还没有非常有效的治疗手段。

二、医学遗传服务

（一）医学遗传服务的概念

医学遗传服务是指应用遗传学知识和相关技术为患有遗传病的患者提供医学服务。医

[①]伍天章.医学伦理学[M].北京:高等教育出版社,2008:198.

学遗传服务的主要形式是遗传咨询。遗传咨询的目的不是治疗疾病，而是提供有关的遗传信息，而这些信息对于求助者做出有关优生的决定是至关重要的。

（二）医学遗传服务的目的与特点

1.医学遗传服务的目的

医学遗传服务的目的是帮助有遗传问题的人们和他们的家庭，尽可能使他们可以正常生活。遗传服务的目的主要有以下几方面：

（1）帮助有遗传问题的人们和他们的家庭获得尽可能正常的生活与生育。

（2）帮助他们在生殖和健康问题上做出知情选择。

（3）帮助他们进入相关的医疗服务（诊断、治疗、康复或预防）或社会支持系统。

（4）帮助他们适应独特的处境。

（5）帮助他们了解医学上的有关新发展。

2.医学遗传服务的特点

医学遗传服务的特点主要有以下几个方面：

（1）遗传物质变异引起的疾病，如遗传病也有终身性。

（2）在现阶段，许多遗传病还缺乏有效的治疗手段。

（3）遗传咨询、遗传病的检查和处理不仅关系到患者本人，也涉及其他家庭成员和亲属，可能引发一系列的个人心理和社会问题。

（三）医学遗传服务与遗传学的伦理原则

世界卫生组织（World Health Organization，WHO）认为，各级医疗服务机构都应组建遗传服务部门，并应由经过特殊培训的医师来指导。WHO于1997年12月15至16日在日内瓦召开了来自发达国家和发展中国家专家参加的WHO医学遗传学伦理问题会议，与会专家一致通过了题为《医学遗传学与遗传服务伦理问题的建议国际准则》的会议报告。WHO建议的医学伦理原则在医学遗传服务与遗传学研究中的应用有：

1.公平分配公共资源给最需要的人（公正）。

2.所有有关遗传的事，患者都有自由选择的权利，妇女应为生育上的重要决定者（自主）。

3.包括检验和治疗的遗传服务要遵循自愿的原则，避免由政府、社会或医师施加的强制（自主）。

4.尊重人的多样性，尊重那些属于少数观点的人们（自主、无害）。

5.尊重人们的基本理解力，而不管他们的知识水平（自主）。

6.对公众、医务和其他卫生工作专业人员、教师、教士和其他宗教信息来源的人们进行遗传学教育（行善）。

7.与患者和父母的组织密切合作，如有这种组织存在的话（自主）。

8.防止基于遗传信息在就业、保险或教育上发生歧视或偏爱（无害）。

9.通过转诊网络与其他专业人员相配合，如有可能，帮助患者和家属成为该网络的知情成员（行善、自主）。

10.应用将个人视为人而加以尊重的非歧视性语言（自主）。

11.及时提供所需服务或随后处理（无害、行善）。

12.禁止提供没有医疗指征的检验或操作（无害）。

13.不断提高遗传服务的质量控制，包括实验室检查（无害）。

第二节　遗传病测试、诊断和治疗的伦理道德

案例11-2：

一位孕妇怀双胞胎，因她家里有人耳聋，孕妇去医院寻求遗传咨询。医生做了检查后，在她病例上写了"可以生"。分娩后发现这对双胞胎均耳聋，她上告法院，要求医院赔偿。①

思考：

从医学伦理学角度分析上述医生的做法。

分析：

案例中，医生在咨询者病例上写了"可以生"的做法是不对的，医生在某种程度上损害了患者的自主决定权。遗传检查是预测患病的风险，不是对疾病的诊断，遗传检查的结果不能百分之百证明一个胎儿是否患有遗传病，只能是预测患病的风险。所以，医生应该把所有可能的情况向孕妇说明，让孕妇及其家属自主决定是否生。

一、遗传测试的伦理道德

（一）遗传测试的含义

遗传测试包含遗传筛查和遗传检查两类。遗传筛查是对群体中的个体可能存在的某些遗传特性和与遗传疾病有关的基因进行测试，判断遗传病的携带者、发病率等危险，对于测试发展的高风险人群采取进一步诊断或预防的措施，防止遗传病的发生。如新生儿中进行的苯丙酮尿症的筛查，或在孕期妇女中用母体血清指标筛查患有 Down 综合征的胎儿。所有这些情况下，筛查出的高危人群都应有肯定的检查结果。

遗传检查是分析某一特定基因的状态。一种检查必须建立：（1）有症状患者的遗传情况的特异性诊断；（2）检查时无症状（产前诊断）的个体将来出现某种情况的确定性；（3）存在将来发展成某一特定复杂疾病，如癌症或心血管疾病的遗传倾向。

（二）遗传测试中的伦理要求

关于遗传测试中的伦理要求，世界卫生组织（WHO）的伦理准则建议有：

1.遗传筛查和遗传检验应为自愿而非强制性的，应获得本人知情同意并对其身份保密。

2.在遗传筛查和遗传检验之前，应对筛查或检验的目的和可能的结果以及有几种合适的选择向受筛查者提供适当的信息。

---

① 伍天章.医学伦理学[M].北京：高等教育出版社,2008:198.

3.筛查使用的技术和方法应是科学的、安全的，对人体是无伤害的。

4.向接受筛查者告知检查可能带来的好处和风险。

5.未经个人同意，不应将结果透露给雇主、保险商、学校或其他人，以免产生可能发生的歧视。

6.在极少的情况下，透露信息可能符合个人或公共安全的最佳利益，这时医疗卫生服务提供者可与受检者一起工作，让受检者自行做出决定。

7.得出检验结果后应随即向接受筛查者提供遗传咨询，尤其是在检验结果对受检者不利的时候。

8.如存在或可以得到有效的治疗或预防措施，应尽早予以公平、公正地提供。

9.如早期诊断和治疗有益于新生儿，则对新生儿筛查可列为必要性且不予收费。

10.如果对一名儿童或未成年人作为研究规划的一部分而加以检验，应寻求其监护人及本人的同意，并向其监护人及本人说明该检验可能产生的利弊。

11.接受筛查的个人和家属无论做出什么决定，他们的医疗卫生服务不会受到危害。

12.因研究做筛查检验时，应告知受检者对他人和对科学研究可能带来的好处，以及给个人和家属带来的不便和风险。

13.告知受检者有关研究的问题或在发生研究损伤时与谁联系。

14.个人有在任何时候撤回不接受筛检的权利。

二、遗传病基因诊断的伦理道德

基因诊断是以探测基因的存在、分析基因的类型和缺陷以及表达功能是不是正常，进而达到诊断遗传疾病的一种方法。

随着人类基因研究的不断进步，基因诊断在遗传病中的应用也越来越广泛，随之也引发了一系列的伦理问题。例如，有遗传病的患者做基因诊断是否符合医学伦理要求？被诊断患有遗传病的人会不会受到社会的歧视？患者在诊断过程中出现一系列的心理问题，医院应不应该负责？……对于这一系列问题的解决，都需要相关部门共同努力。关于遗传病基因诊断中的伦理道德包括以下几个方面：

1.必须对患者的诊断信息严格加以保密。

2.基因诊断的目的要明确，不能将基因诊断商业化。

3.基因诊断必须是自愿的，并且签署知情同意书后才能进行。

4.基因诊断结果的不确定性要对检查者说明和解释。

5.要正确告知父母基因诊断的信息，对患有先天性遗传病胎儿的处置，父母具有自主决定权。

6.不应把基因诊断作为倡导流产和计划生育的一种方法。

7.要对基因诊断中可能出现的风险做好预防措施。

三、遗传病治疗的伦理要求

遗传病是一种家族疾病，目前已知的遗传病大约有4000多种。对于遗传病的治疗主要有手术治疗、药物治疗、饮食治疗、基因治疗，但是大家对这几种治疗方法的应用仍然存在较大伦理争议。

（一）手术治疗中的伦理要求

如果遗传病已经发展到各种临床症状都明显表现出来，就可以采用手术进行治疗。手术治疗主要有两种：

1.用手术切除某些器官或某些具有形态缺陷的器官

例如球形红细胞增多症，由于遗传缺陷使患者的红细胞膜渗透脆性明显增高，红细胞呈球形，这种红细胞在通过脾脏的脾窦时极易被破坏而引起溶血性贫血。医生可以实施脾切除术，脾切除后虽然不能改变红细胞的异常形态，但却可以延长红细胞的寿命，获得治疗效果。

2.器官和组织移植

例如对糖尿病、先天性肾病综合征等十多种遗传病进行移植治疗。对进行手术治疗的遗传病必须严格遵守手术治疗的伦理规则。

（二）药物治疗的伦理要求

俗话说："是药三分毒。"任何一种药物在治疗疾病的同时都会产生一些副作用。遗传病药物治疗的原则是补其所缺，去其所余。药物治疗也要遵循一定的伦理要求。药物治疗的伦理要求包括：对症施药，剂量安全；合理配药，细致观察；严守法规，接受监督。

（三）饮食疗法的伦理要求

某些遗传病可通过控制饮食达到阻止疾病发生的目的，从而达到治疗效果。饮食疗法的伦理要求主要包括：食物要安全，有质量的保障；要有医务人员的指导；要合理搭配饮食；让患者知情同意。

（四）遗传病基因治疗的伦理要求

基因治疗遗传病是一种根本的、有希望的方法。据不完全统计，全世界共约4000例病人进行基因治疗：美国最多，占65.1%，中国占0.1%，加拿大占3.5%，英国占7.5%。目前，基因治疗主要针对的是癌症，其次是HIV病毒感染和单基因遗传。遗传病基因治疗的伦理要求主要包括以下几个方面：

1.尊重患者

遗传病患者经常会有一种羞耻感、困疚感，对患有遗传病的人进行治疗，医生应该向对待其他患者一样热情，尊重他们的尊严，不能将他们当作研究对象来获取自己的利益或者损害他们的利益。

2.知情同意

知情同意主要是基于对个人自主权的尊重。在进行基因治疗前，医生必须向患者说明各项情况，签署知情同意书，以使者在了解实情的情况下自己做出是否接受治疗的决定。

3.有益于患者

医学伦理界的很多学者并不赞成推广使用基因治疗方法，其原因是基因治疗技术存在危险性，安全性是首先的伦理问题。在进行基因治疗前要确信除了基因疗法，其他疗法无效，要对基因疗法进行评估，以确保对患者有利。

4.公平公正

基因治疗是一项新的技术，治疗费用昂贵，对大多数患者来说是绝对负担不起的一笔巨额费用，这可能会导致基因治疗的真正受益者是少数人。但是，如果把基因治疗当作公益事业来做，这也是不现实的，因为基因治疗的成本大。所以说，要全面衡量，以做到医疗的公平公正。

5.保守秘密

医务人员要严格保守患者的治疗信息，这是医务人员最基本的职业道德之一。一般来说，医生不得随意泄露患者的隐私，如果患者的隐私遭到泄露，可能会对患者的生活、就业以及正常交往造成极大困扰。特殊情况下，如果公布病情对患者有益，也必须征得患者本人同意后才可以公布。

第三节　新生命孕育的伦理道德

一、计划生育与优生优育的伦理道德

案例11-3：

冯某某，女，陕西省安康市镇坪县人，于2006年9月1日与邓某某结婚，2007年1月24日生育一个女孩；2011年底又怀孕，2012年6月时已经怀孕约7个月。当地人口和计生部门经查认为：冯某某不符合再生育条件，不能办理二胎生育指标。6月2日上午，该部门有关人员强行将冯某某带到镇坪县医院，对其做了有关孕期检查。下午，冯某某被要求在术前谈话记录上签字，她称是在不情愿的情况下，被强迫签字并按了手印。就这样，在没有通知其家人的情况下，腹中胎儿被强制引产。

此事被披露后，引起社会广泛关注，陕西省人口和计生委迅速派调查组前往调查。调查发现，该做法严重违反了国家和陕西省人口和计生委的有关政策规定，损害了计生工作的形象，在社会上造成了极为不良的影响，并向当地政府提出了根据调查结果依法依规追究有关人员的责任要求。同时要求该地各级人口和计生部门必须坚持杜绝大月份引产，切实尊重育龄群众的合法权益。随后，安康市政府向当事人及其家属致歉，对相关责任人停职调查，表示待查清后对相关人员严肃追究法律和纪律责任。[①]

思考：

计划生育政策实施过程中，如何才能避免此类情况的发生？

分析：

计划生育作为我国的一项基本国策，对我国的人口调节具有重要作用。本案例中的人口和计生部门未按照政府和当地有关政策，就对冯某某进行了人工流产，违背计划生育的生育权利和义务统一的原则、公正服务原则、因地制宜原则，不符合相关工作人员的职业

---

①田德政,潘京.陕西7月孕妇遭强制引产：交不起4万元被逼按手印[EB/OL].https://news.qq.com/a/20120614/000047.htm

道德要求。而镇坪县医院对冯某某进行人工流产，没有对流产对象进行确认，没有维护孕妇利益，并在其不同意的情况下进行手术，有违医德要求。

（一）计划生育内涵与意义

1.计划生育的内涵

计划生育指掌握生育的时间和密度，有计划地生育子女。我国《宪法》规定，国家推行计划生育，使人口的增长同经济和社会发展计划相适应。

2.实行计划生育的意义

作为我国的一项基本国策，实行计划生育，一方面要求节制生育，运用科学的方法来控制生育的时间和调节生育的速度，以达到有计划地生育子女、繁衍后代。这不仅有利于降低我国人口的自然增长率，使人口的增长与国民经济的增长相适应，而且可以节省家庭的财力与精力，提高工作与生活质量。

另一方面，要求提倡优生优育，讲究科学方法，提高人口素质和人的全面发展。优生学一般分为积极优生学和消极优生学。积极优生学通过现代科学技术来限制、改造不良基因，实施健康遗传，主要通过人工授精、体外受精、克隆技术、胚胎移植及基因工程实现。消极优生主要采用社会和医学干预的办法，设法降低和防止有身心残疾或严重智能低下者出生的优生研究，主要措施有婚前检查、遗传咨询、产前诊断、孕期保健及选择性人工流产。不管采取何种优生方式，在实施的过程中必须遵守相应的道德规范，不违背医德。

（二）计划生育的伦理道德原则

1.生育权利与生育义务统一的原则

权利和义务是相对的，每个人在享有权利的同时，也应承担相应的义务。生育权利作为人的一项自然权利，应该受到法律和道德的保护。但权利的行使不是绝对的，为了社会的秩序，为了实现社会的整体利益，必须对生育自由进行一定的规制。因此，公民在享有生育权利的同时也必须承担生育义务，必须自觉地实施适度生育与国家计划政策相一致。

2.利益导向原则

计划生育政策的实施在达到人口宏观目标从而对社会带来总体正面效应时，不应忽视对某些个人或人群可能或实际带来的负面影响，政府应当给予其补偿。从社会公平的角度来看，国家和社会对那些受到较大影响的家庭给予某种形式的利益补偿，特别是物质利益补偿也是十分必要和合理的，同时对于超生行为应给予一定的经济处罚。

3.公正服务原则

政府应采取措施为人们提供优质的计划生育技术服务，包括计划生育技术指导、咨询以及与计划生育有关的临床医疗服务。同时，计划生育应公正地对待所有孕龄妇女和男子，不能因性别、年龄、民族、社会地位、经济状况、文化程度以及其他方面的区别而在提供服务方面有所歧视。

4.因地制宜原则

计划生育应该根据不同地方的实际情况开展，不能固化计划生育政策。在少数民族地区，应结合当地的实际情况开展计划生育工作，不能激起民族矛盾。在经济较发达的地区，也要根据该地的实际情况采取相应的措施，不能一概而论。

（三）生育控制的伦理道德规范

我国的生育控制技术主要包括避孕、人工流产和绝育等手术，它的应用意味着这种技术干预自然生殖过程，其目的是实现社会或个人的需要或期望：避免人口爆炸或是有遗传疾病婴儿的出生。

1.避孕及伦理道德规范

避孕是指为满足社会人口数量和质量控制需要以及医学和非医学理由，用一定的技术和方法防止怀孕的一系列措施。目前广泛应用的避孕方法主要有两类：一类是自然控制法，即根据女性生殖系统周期性的生理变化，通过日程表法，观察宫颈液和测量基础体温，避开易受孕的排卵期进行性生活，达到避孕的目的；另一类是人工控制法，即应用药物或器具（口服避孕药、避孕套、引导环等），以达到避孕的目的。医务人员在提供和指导避孕措施时，应遵循以下道德规范：

（1）了解避孕对象，选择合适避孕方式

目前，国内外常用的避孕药具多达万余种，医务人员不得强制不同对象施用某一种避孕方法，要全面细致了解避孕对象的具体条件，充分考虑其适应证与禁忌证，认真负责地为节育对象选择最佳避孕方法。

（2）宣传男女平等，夫妇双方同等义务

避孕节育是男女双方的事，医务人员应讲清楚道理，提倡男女平等，根据具体情况合理选择。避孕是人类实现计划生育和人口控制的关键环节，但不可避免地会产生伦理问题。其一是受传统观念的影响，个人追求多子多福的愿望与社会对人口控制的矛盾。其二是由于避孕手段日益方便和安全，有可能导致部分人既想寻求性的快乐又不愿意承担婚姻的义务和责任。据报道，在西方有越来越多的妇女自愿选择不要孩子，这一现象引起一些社会学家忧虑。如果妇女普遍放弃生育义务，那么人类社会将面临一场毁灭性的灾难。其三是由于避孕措施的使用，改变了人们的性观念，使性关系更加自由，导致婚前、婚外性关系的泛滥。其四是避孕失败有可能导致更多的人工流产，而人工流产的增多势必会给妇女带来身心方面的损害。

（3）尊重避孕者的自主权

在不违反国家计划生育法的基础上，避孕者在避孕方式和避孕时间的选择上应享有充分的自主权。计划生育工作者应调查实际情况，依据规定尊重避孕者这一权利。

2.人工流产及伦理道德规范

人工流产是指由孕妇本人或他人（通常是医生或助产士）以人工手段有意施行的堕胎，以终止妊娠的方法。根据人工流产的性质，可以分为治疗性人工流产和非治疗性人工流产。

对人工流产的争论主要是基于胎儿是不是人，对胎儿法律和道德地位的不同看法：保守派认为，从怀孕的瞬间开始，胎儿就拥有了生命权及完全道德上的权利，因而反对任何形式、任何阶段的人工流产。温和派认为，当胎儿具有生存能力时，便拥有了生命权利和道德权利，因此怀孕早期的人工流产是允许的，但怀孕后期的人工流产应当受到谴责。自由派认为即使胎儿拥有生命的权利，其权利也不是绝对的，当他的权利与母亲的权利冲突时，母亲根据个人的意愿使用其身体的权利应该得到尊重，因此治疗性流产和母亲特殊原因（如遭遇强奸等）受孕而采取的人工流产应得到允许。激进派认为，胎儿不过是母亲的一块组织，在出生前胎儿没有任何权利，因此任何阶段、任何理由的人工流产在伦理学上是可以接受的。

随着社会的进步和医学技术的提高，人工流产已基本上被大多数国家所接受。在避孕失败或其他原因而造成计划妊娠或其他原因必须终止妊娠时，作为一种补救措施，人工流产是必要的，也是符合道德的。

医务人员在施行人工流产手术时，必须遵循以下的道德规范：

（1）确认流产对象，维护孕妇利益

医务人员应严格按照手术适应证和禁忌证确定合适的流产对象和合适的人工流产时机，尽可能减少手术给妇女健康带来的不利影响。术前还应征得手术者和家庭的同意与配合，不可强制实施人工流产。

（2）认真施行手术，妥善处理流产胎儿

医务人员在术前要正确诊断和了解患者其他情况，手术中要严格执行操作规程和确保手术安全，努力做到稳、准、轻、快，尽量减少并发症。术后要予以安慰，并交代恢复中的注意事项。要尽量避免对患者不闻不问、粗暴的态度。对流产的胎儿或大月份胎儿人工流产后的处置应征得受术者同意，根据有关规定妥善处理，避免日后引起法律纠纷。

（3）诚待非婚孕妇，公正无私

对待非婚孕妇，医务人员应主动关心安慰她们，不能在语言和行为上给她们增加压力，如讽刺挖苦、有意丑化她们，甚至粗暴操作对其进行惩罚。这样做只会加重非婚者心理创伤，以致消极悲观，甚至走上绝路，或者使一些人不敢去医院人工流产，私自堕胎，造成严重的并发症和后遗症。对于非婚孕妇，医务人员同样具有保密的道德责任和义务，随便泄露其私事是不道德的行为，当然，向组织反映情况则不属于泄密范畴。任何医务人员都不能参与非法的私密人工流产，因为会造成不良的社会后果。

3.绝育及伦理道德规范

绝育一般是用手术剥夺人的生育能力，通过切断、结扎、电凝、环夹或用药物等方法，阻止精子与卵子相遇，起到永久性避孕作用。

一般而言，无论是出于个人动机，还是出于社会动机，只要是合理的，如个人不愿多育，甚至为了事业不愿生育、为了疾病的治疗和预防、为了控制人口和提高人口质量等，这类绝育在伦理学上是可接受的，甚至应该鼓励。但是对某些严重的遗传病患者，尤其是智力严重低下者的非自愿绝育存在着较大的伦理争议。这个问题可以从有利、尊重、公正、互助和知情同意等原则组成的伦理学框架来分析和评价。医务人员在实施绝育手术时，需遵循以下道德规范：

（1）做好手术前后的宣传解释工作，提高受术者信心

绝育受术者都是健康人，对于手术常伴有疑虑与不安，因此，良好的心理准备很重要，包括：有针对性的、细致的思想工作，计划生育意义的宣传，手术过程以及保证手术安全措施的讲解等，使受术者对手术有基本了解，达到消除顾虑、稳定情绪、安心手术的目的。术中、术后，医务人员必须对手术者态度亲切，使受术者在良好的心理环境下进行手术。否则，受术者容易发生躯体不适、不良情绪反应及并发症。

（2）严格掌握手术适应证和禁忌证

手术者应熟练掌握节育手术技术，并对技术精益求精，手术中要严格按手术常规和无菌要求操作，做到稳、准、轻、快，尽量减少术后并发症。未严格遵守手术常规，忽视手术适应证和禁忌证，手术中粗枝大叶导致医疗事故的发生，都是不道德行为。

（3）选择最佳节育方式

医务人员有责任宣传和选择最佳的节育方式，使手术性节育和绝育对受术者损伤最小、引起的痛苦最少，获得最大效果。根据临床实践，男性绝育手术具有操作简单，时间较短，手术并发症和后遗症少的特点，对于不准备再生育的夫妇，是最简便而适合的节育方法。从医德要求来说，应重视和大力提倡男性绝育手术，对此医务人员有义务进行宣传。

（4）执行政策，遵纪守法

医务人员不能参与非法的取环、开假证明、从中谋取私利等违法乱纪活动，禁止不在医疗机构、不经完备的手术程序而私自进行堕胎的非法行为。对这种无视医学道德和国家法令而私自参与堕胎的人或国家医疗人员，不论其动机如何，都应受到道义上的谴责。违反法律的，还应受法律制裁。

（四）全面两孩政策

1.当前中国人口现状及问题

人口问题直接关系我国经济社会可持续发展。近30年来，我国一直居于低生育水平国家行列，主要是因为育龄人口生育意愿降低，妇女总和生育率低于更替水平，城乡居民人均可支配收入逐年提高，但家庭养育子女成本也不断加大，社会保障水平的提高，使得养儿防老观念逐渐淡化，少生优生成为全国许多地区育龄夫妇的主流生育观念。同时，人口老龄化明显加速。据国家统计局最新数据[1]，60周岁及以上人口24 090万人，占总人口的17.3%，其中65周岁及以上人口15 831万人，占总人口的11.4%，高于世界平均水平。而0~15岁人口比重低于世界平均水平，劳动力平均年龄不断提高，赡养老人负担越来越重，这将可能严重影响经济社会可持续发展进程，削弱我国的国际竞争力。综合判断，我国人口众多的基本国情不会根本改变，人口对经济社会发展的压力不会根本改变，人口与资源环境的紧张关系不会根本改变。

---

[1]国家统计局.http://data.stats.gov.cn/easyquery.htm？cn=C01&zb=A0301&sj=2016

2. 人口问题应对措施

（1）完善国民健康政策，促进经济社会可持续发展

改革开放以来，我国经济社会发展的历史性成就，是我们党团结带领人民共同奋斗的结果，在一定意义上还与我国丰富的劳动力人口储备所形成的"人口红利"相关。例如，完善国民健康政策，为人民群众提供全方位全周期健康服务，将促进健康与经济社会建设相互协调，等等。发展健康事业将提高劳动力工作年限和劳动生产率，促进"人口红利"转向"健康红利"，降低人口老龄化负面影响，延长重要战略机遇期。

（2）全面实施两孩政策，完善人口发展战略

我国计划生育政策自20世纪70年代开始到80年代确定为基本国策，总基调是控制人口过快增长、稳定低生育水平、提高人口素质。近40年来，我国综合国力显著增强，城乡居民生活水平明显提高，与这一政策的实施有直接关系。实践表明，党和国家实行这一政策完全符合国情实际，计划生育工作者为之付出艰苦努力，广大人民群众为之做出重大贡献。

进入21世纪以来，随着我国人口和经济社会形势的发展变化，国家开始调整生育政策，先是实行双方均为独生子女的夫妇可生育两个孩子政策（双独两孩政策），再是2013年党的十八届三中全会决定"启动实施一方是独生子女的夫妇可生育两个孩子的政策"（单独两孩政策），同年12月28日十二届全国人大常委会第六次会议通过关于调整完善生育政策的决议。2015年党的十八届五中全会提出，"全面实施一对夫妇可生育两个孩子政策"（全面两孩政策）。同年12月27日十二届全国人大常委会第十八次会议通过决议，修订《中华人民共和国人口与计划生育法》，该法第18条规定："国家提倡一对夫妻生育两个子女。"从总体上看，近年来党和国家对生育政策的调整已初见成效：2016年二孩出生数量大幅上升，明显高于"十二五"时期平均水平，2017年二孩的数量进一步上升至883万人，比2016年增加了162万人；二孩占全部出生人口的比重达到51.2%，比2016年提高了11个百分点。"全面两孩"政策效果将持续显现。

二、产前诊断的伦理道德

案例11-4：

黄女士因早孕于2011年3月6日在北京市某医院建立孕妇生产档案，后该孕妇分别于怀孕19周、26周、32周、37周、39周、40周在该院进行B超检查，其中，第19周的超声检查报告显示"胎儿左手显示欠清"，第32周、第37周、第39周、第40周的超声检查报告均显示，"胎儿四肢蜷缩，显示欠清"。胎儿足月后，该孕妇在该院产下一左手掌、指骨缺失的婴儿。据此，该孕妇认为医院在产前诊断过程中存在过错，致胎儿不当出生，给孕妇及其家属带来了极大的精神痛苦及经济损失，随后该孕妇将医院诉至法院，要求医院对此进行赔偿。[①]

①白家琪.北京市某医院未尽告知义务致不当出生探讨[J].医学与社会,2014(10):75-77.

思考：

产前诊断是否存在道德问题？分析上述案例中医院的过失。

分析：

产前诊断可以实现优生，保护孕妇和胎儿正常健康发育，是合乎道德的。但是利用产前诊断鉴别胎儿性别，进而限制相应胎儿出生是违背道德的。对于此案例中连续多次超声检查均提示胎儿"四肢显示欠清"的情况，医务人员应向孕妇及其家属告知该情况可能是由于胎儿体位等因素造成，也可能是先天缺陷，应建议孕妇到超声检查精密度更高的医院进行复诊，以辨别四肢情况，从而避免因医务人员疏于告知义务使胎儿的先天性疾病错失被检查出来的机会。诊断医师通过检查判断胎儿患有遗传或先天性疾病，而未对当事人履行告知义务，从而导致胎儿出生后患有遗传或先天性疾病，损害了夫妇做出优生决定的利益，引起医疗纠纷。

（一）产前诊断的内涵

产前诊断又称宫内诊断或出生前诊断，是对胚胎或者胎儿在出生前是否患有某种遗传病或者先天畸形做出诊断。[①]从而掌握先机，对可治性疾病，选择适当时机进行宫内治疗，对于不可治疗性疾病，能够做到知情选择。随着分子生物学技术的发展，通过产前诊断所发现的遗传病已达100多种。

（二）产前诊断的伦理问题

产前诊断可以有效控制和减少患有严重遗传病患儿的出生，能有效提高人口质量。实行产前诊断最大的伦理争议是实施过程中的不规范和"滥用"会导致性别比率严重失衡。产前诊断中的伦理问题主要有两个方面：一方面，产前诊断后优生决策如何做出？在产前诊断结果出来后，如果得到阳性结果，可能会导致不健康胎儿人工流产，但是由于对胎儿缺陷程度的认识不同，做出这个决定非常困难，通常由医生提出医学处理意见，最终由求诊者自主决定。另一方面，产前诊断是否可以进行性别鉴定？许多产前诊断措施能够鉴定出胎儿的性别，但是，是否进行性别鉴定同样是一个伦理问题。《中华人民共和国母婴保健法》第23条明确规定："禁止采用技术手段对胎儿进行性别鉴定。怀疑胎儿可能伴性遗传病，需要进行性别鉴定的，由省、自治区、直辖市人民政府卫生行政部门指定的医疗、保健机构按国务院卫生行政部门的规定进行鉴定。"非医学需要的胎儿性别鉴定，通过人工流产限制相应性别胎儿的出生，容易造成出生婴儿性别比失衡的现象。但是，我们也应该清楚基于优生医学需要进行产前医学鉴别是合乎伦理的。

（三）产前诊断的伦理原则

WHO建议的产前诊断伦理原则有以下几个方面：

1.遗传咨询应该在产前诊断之前。

2.包括产前诊断在内的遗传服务应得到公平分配，首先要给予最需要医疗服务的人群，而不管他们的支付能力或任何其他因素。

---

①崔瑞兰.医学伦理学[M].新世纪第二版.北京:中国中医药出版社,2017:159.

3.产前诊断在性质上应为自愿。

4.如在医学上有产前诊断的指征，无论夫妻所述的关于流产的观念如何，都应提供产前诊断，在有些情况下，产前诊断可为出生有病的孩子进一步的诊治做准备。

5.产前诊断仅给医师和父母提供有关胎儿健康的信息，不应利用产前诊断做父子关系检验（除了强奸和乱伦）或做性别选择（除非是性连锁疾病）。

6.在无医学指征的情况下，仅为宽慰母亲焦虑所做的产前诊断，对资源分配的优先权应次于有医学指征的产前诊断。

7.医师应将所有与临床有关的产前诊断发展透露给妇女或夫妻，包括所涉及疾病症状的整个变异范围。

8.在家庭和谐和国家法律、文化及社会结构的框架内，妇女或夫妻对受累胎儿妊娠的选择应得到尊重和保护。

三、新生儿筛查的伦理道德

案例11-5：

产妇燕某，26岁，第一胎足月顺产一女婴，体重2960g，兔唇，经医生体检还有先天性肛门闭锁。于是，医生向家属交代新生儿的病情，并说明兔唇不必急于矫治，而先天性肛门闭锁需要马上手术，其手术比较简单。家属与产妇商量后，认为新生儿有先天性缺陷，又是女婴，将来长大不美观，况且产妇年轻而今后仍有生育的机会，故决定将新生儿舍弃，让医院进行处理。医生不同意家属的意见，动员家属尽快同意进行肛门手术，但是家属却不签字，而且声言如果手术，医生将承担一切后果。[①]

思考：

面对这种情况，医务人员应该采取何种决策？

分析：

目前，新生儿的先天性缺陷还难以完全避免，因此本案例提出了一个先天缺陷新生儿能否舍弃的伦理问题。在案例中，新生儿并非严重的先天性缺陷，是可以矫治的，而且矫治后对孩子的智能和体能没有影响，容貌也可以矫治得比较理想，因此医生不同意家属的意见是正当和合理的。医生出自对新生儿生命权利的尊重，既不能见死不救，也不能让家属接回家听凭家属处理，而应取得有关领导部门的支持，即使家属最后仍不履行签字手续，也要马上进行肛门手术，同时把家属的行为上告法院。

（一）新生儿筛查的内涵

新生儿筛查是指出生后预防和治疗某些遗传病的有效方法。新生儿筛查是对已出生的新生儿进行在某些遗传病临床症状尚未表现之前或有轻微表现时所做的症状前诊断，是出生后预防和治疗某些遗传病的有效方法。[②]新生儿筛查一般是在婴儿出生后三天采取脐血或足跟血的纸片进行检查。

（二）新生儿筛查的伦理道德

①李本富,李传俊,齐家纯,丛亚丽.临床案例伦理分析[M].北京:科学出版社,2000:72.
②崔瑞兰.医学伦理学[M].新世纪第二版.北京:中国中医药出版社,2017:159.

新生儿筛查的伦理道德主要包括以下几个方面：

1.检验提供的信息将被用于预防对被检验者或对配偶、家属、未来孩子或他人可能带来的危害。

2.应向受检验者充分告知该检验的限度，包括提供不可能预期确定发病年龄或出现严重症状的信息。

3.对儿童和未成年人的检查，只应在对儿童和未成年人可能在医学上带来好处时才进行。

4.不应让雇主、保险商、政府部门或者是第三者接触检查结果。

5.应该遵守遗传信息透露与保密的伦理要求。

6.应为受检验者提供对该疾病有效的遗传咨询服务。

7.在要求检查孩子时，如果没有能够通过预防或治疗使其在医学上获得好处时，对成年才发病的遗传病的症状前检验或易感性检验，最好延迟到成年阶段，那时年轻的成人可做出他们自己的决定。

8.在遗传咨询过程中，咨询医师要给父母们解释检查对孩子的潜在好处和潜在坏处。[1]

---

[1]孙慕义.医学伦理学[M].第二版.北京:高等教育出版社,2013:159-220.

第十二章　生命科学的伦理问题

"科学技术是第一生产力"已成为人们的共识。21世纪是生命科学的世纪，是生物技术的世纪，在生命科技发展过程中，带来的伦理问题受到人们的广泛关注。美国学者杰里米·里夫金在《生物技术世纪》一书中描绘的远景尤为引人注目：未来世纪中，生命科学、生物技术将在社会生活中发挥重要作用，将会影响我们生活的方方面面，特别是在伦理道德方面，其影响甚至是震撼性的。因此，加强这方面的研究十分必要。

第一节　生命与死亡伦理

人的健康与疾病，是人以一种怎样的状态存在于这个世界，而在个体生命与健康的基本矛盾中，生存与死亡的矛盾又是最基础、最本原的。什么是生？生命从什么时候开始？什么是死？死亡的标准是什么？对于这些问题，我们不得不认真加以思考。

一、生命伦理

（一）生命的标准

关于生命开始的时间，学术界有不同的观点和学说，主要包括：

1.个体/生物学标准

（1）早期说：主张生命从受精卵开始。有的学者认为生命从妊娠第四周受精卵着床之时开始；有的学者认为生命开始于妊娠第八周脑皮质形成之时。

（2）晚期说：把生命的开始定位于胎儿发育的晚期，即胎儿具有生活力之后，或者直到分娩才是生命的开始。

（3）全期说：认为怀孕的各个阶段都是生命的开始。

2.承认/授权标准

该标准认为，生命的开始必须以胚胎发育到可以离开母体而存活为前提。同时必须得到承认，首先是父母的承认，更重要的是社会的承认，由社会授予婴儿以权利。

3.复合标准：

该标准认为，即使是受精卵也已经是一个个体的生命，但不能因为生命开始便有完全的价值。

（二）生命的定义

生命是指生物体所具有的活动能力。生命是蛋白质存在的一种形式，它的最基本的特征就是蛋白质能通过新陈代谢不断地跟周围环境进行物质交换，新陈代谢一停止，生命就停止，蛋白质也就分解。对于生命的确切定义，目前尚无一致公认的定义。

医学伦理学认为，人的生命的复杂性不是生物学意义上的内容所能包含的。从本质上说，人具有两重性：自然的人和社会的人。自然的人即人类的自然生命，社会的人就是人类的价值生命。许多人之所以认为受精卵、胚胎、胎儿是人，具有人的生命，正是以生物学标准来论证的。他们所说的人，只是一种生物学的人，是人类的生物学生命，而不是社会的人。按照马克思主义的观点，"人的本质并不是单个人所固有的抽象物。在其现实性上它是一切社会关系的总和"。也就是说，人的本质性在于它的社会性。因此，我们对人的认识，也要从其社会性上把握。这主要包括两个互相联系的基本方面，一是自我意识，二是社会关系。从总体来说，自我意识的出现标志着人类的诞生。从个体来说，当胚胎发育到产生自我意识，人类的自然生命就发展成为价值生命。而当人的自我意识丧失时，又复归为人类的自然生命，或者两者同时消失。人的自我意识是人与动物最本质的区别。自我意识的产生离不开社会实践，大脑是意识的载体，意识只有在社会生活和社会关系的实践过程中产生。同时，也只有从社会关系出发，才能区分人与人的不同。所以我们对人的定义是：人（Person）是在社会关系中扮演一定角色的有自我意识的生物实体。

二、死亡伦理概述

案例 12-1：

2003 年 2 月 22 日，家住武汉市的毛先生在和家人一起看录像时，突然头昏冒冷汗，很快昏迷。在当地医院抢救后，次日早晨，家人将其转入同济医院，毛先生有严重的高血压和糖尿病，血管硬化，脑部出现血肿，被诊断为脑干大出血。虽经全力抢救，但病情继续恶化。

第二天下午 5 时，毛先生呼吸、心跳突然停止，进入深度昏迷。仪器显示，他的脑电波已经消失，脑部血流停止。用了呼吸机和相关药物后，心跳虽然恢复到每分钟 130～140 次之间，但瞳孔一直是放大的。从临床上看，患者已进入"脑死亡"。但由于"脑死亡"标准尚未进入临床实施，抢救工作仍要继续。

参与抢救的医生——"脑死亡"协作组负责人陈忠华教授，多年来一直致力于推动"脑死亡"立法。他解释：人在"脑死亡"后，心脏仍可以依靠机器和药物维持。但如果患者大脑全部功能不可逆转地衰竭并永久性丧失，也就是脑部神经死亡后，就不可再生。"脑死亡"就意味着人的真正死亡，脑死亡比心脏死亡更科学。

但是，实施"脑死亡"诊断必须征得患者家属的同意，毛先生亲属听完医生解释后，同意了"脑死亡"的诊断。

于是，毛先生成为我国被实施"脑死亡"标准诊断的第一人，这也是中国内地首例真正意义上的"脑死亡"病例。[1]

---

[1]唐立新.一段特殊的经历：接受"脑死亡"[EB/OL].http://tech.sina.com.cn/o/2003-05-07/0718183773.shtml?
from=wap

思考：

相较于传统死亡标准，脑死亡更能科学判断一个人是否死亡。案例中，实施脑死亡的依据是什么？医生遵循了哪些伦理原则？

分析：

实施脑死亡的标准具体包括：不可逆的深度昏迷；自主运动和自主呼吸停止；脑干反射消失，瞳孔对光反射、角膜反射、眼运动反射都消失，以及吞咽、发育等由脑干支配的反射全部消失；脑电波消失（平坦）等。案例中，对毛先生实施脑死亡就是依据这个标准进行诊断的，这也是至今仍为大多数国家和医生所认可的哈佛医学院脑死亡诊断标准。对毛先生实施脑死亡有利于合理利用有限卫生资源，减轻家庭经济负担，减轻患者的疼痛。医生在实施脑死亡时遵循了目的性原则、尊重原则和审慎原则，科学判定毛先生已经死亡。

（一）死亡的界定

一般而言，人们把死亡理解为生命的结束、终止或消失。但是这只是一个非常简单的理解，从医学和哲学的角度来看，都是不能令人满意的。从医学伦理学方面出发，人的死亡需要了解准确的死亡过程，确定哪一时刻是死亡的分水岭，确定怎样的标准更符合生命结束的本质。如果仅仅认为死亡是生物学生命的结束，显然没有将人的死亡与其他生物的死亡区别开来。对死亡所进行的概念化描述应该基于这样一种前提：生命机体的属性应该贯彻在对死亡的确定之中。如果我们接受"人"的概念，即人是自然生命与价值生命的统一体，那么就更倾向于将死亡定义为：生命运动的一种特殊形式，是人的本质属性消失和终止的生物学过程。

（二）死亡标准

随着医学科学技术的发展和应用，特别是在有了以呼吸机为代表的抢救生命的手段后，心跳停止已不再代表着死亡。医学科学家提出脑死亡的标准。

1.传统死亡标准

传统死亡标准亦是心肺死亡标准，通常把心跳和呼吸停止作为死亡确切无疑的征象。中国2000多年前的《黄帝内经》称："脉短、气绝，死。"在西方，1951年世界著名的《布莱克法律词典》的死亡定义是：血液循环完全停止，呼吸、脉搏停止。这一传统的死亡标准由于几千年的延续得到世界各国医学、哲学、宗教、伦理、法律及社会大众一致的认可。

由于人的死亡是分层次进行的复杂过程，心肺死亡作为死亡的一个层次并不绝对预示或标志整个个体的死亡。随着医学技术的飞速发展，心肺死亡标准受到越来越严重的挑战。人工心脏救护设备和人工呼吸机可以使心跳、呼吸停止数小时乃至十余小时的患者复苏，再加上人工营养维持，能使许多患者"起死回生"。心肺死亡已不再构成对人整体死亡的威胁，在此背景下，为适应现代医学发展的需要，脑死亡标准应运而生。

2.脑死亡标准

脑死亡就是包括脑干功能在内的全脑功能不可逆和永久的丧失，包括三个方面：大脑皮层死亡、脑干死亡和全脑死亡。全脑功能丧失的诊断应当根据四条不同水平脑功能损害的征象来做出，具体包括：不可逆的深度昏迷；自主运动和自主呼吸停止；脑干反射消失，瞳孔对光反射、角膜反射、眼运动反射都消失，以及吞咽、发育等由脑干支配的反射全部消失；脑电波消失（平坦）等。

（1）实施脑死亡的意义

①有利于科学判定死亡

传统死亡标准，由于其局限性，并不是判断死亡的可靠标准。以呼吸心跳作为死亡标准确诊的"死者"，"死而复生"的例子比比皆是。当代医学技术飞速发展，依据传统心肺功能停止确定死亡的标准，面临着维持技术、复苏技术、低温下麻醉术开展的挑战，心肺死亡在伦理上已不再构成对人体整体死亡的威胁，心肺的可置换性使其失去作为死亡标准的权威性。目前，联合国成员中已有80多个国家承认脑死亡标准。大量研究和临床实践表明，真正的脑死亡患者是无法复苏的。脑是人的思维载体，脑死亡后作为人的本质特征的意识和自我意识已经丧失，有意义的生命个体就不复存在了。因此，采用脑死亡标准来确定死亡，既可以避免传统死亡标准的弊端，又使人的生命得到维护。

②有利于合理利用有限卫生资源

医学技术虽然在抢救心跳、呼吸骤停方面取得巨大进步，但是随着危重症监护病房增多，医生们也会发现，尽管大多数病人可救治成功，也还有为数不多的、只靠人工机械勉强维持心跳呼吸却已完全失去生命活力的、现代医学无力使之恢复意识的脑死亡者。因此，我们就面临着这样一个敏感的问题：对现代医学无法挽救的脑死亡患者，国家和家庭为救治其所支付的高额医疗费用，医护人员及亲友的日夜看护，其意义在哪里？而脑死亡概念和脑死亡标准的确认，可以适时终止对脑死亡患者的医疗措施，减少不必要的医疗支出，把有限的医疗卫生资源用于那些需要治疗且能够达到预期效果的患者，同时也可以减轻脑死亡亲属的精神和经济负担。

③有利于器官移植

脑死亡概念和脑死亡标准虽然不是为器官移植而定，但器官移植却因此而得益。器官移植要求用于移植的尸体器官越新鲜越好，而依靠先进的科学技术维持脑死亡患者的呼吸和循环功能，使之可以成为医学上最理想的器官移植的供体和极好的人体器官和组织的天然贮存库。医生可以根据移植的需要，在做好各项移植准备工作后，适时摘取供体器官，从而提高器官移植的成活率。然而，不确定脑死亡的概念和标准，摘除器官过早，会被认为是杀人，摘除器官过晚，器官移植成活率降低，则失去了器官移植的意义。可以说，脑死亡标准的确立，将为器官移植开辟广泛的前景。

④有利于道德和法律责任的确定

在法律上，确定死亡为人的个体死亡，对遗嘱执行及财产继承十分重要。人的死亡是一个从器官到组织到细胞的复杂的不可逆转的生命物质系统崩溃过程。确定一个人死亡的关键是要找到生与死的临界点，这至关重要。按脑死亡标准如何区别生前伤和死后伤、推断损伤时间是法医鉴定机械性损伤的一个新任务。脑死亡冲击着生前伤、死后伤的传统划分，出现了心跳存在条件下什么是生命反应和如何判定损伤时间的尖锐问题。在道德上，科学地确定人的死亡时间，使医生对患者承担救死扶伤的义务有了明确的结束线。这对认定医生医疗质量和责任具有非常重要的意义。

（2）实施脑死亡应遵循的伦理原则

①目的性原则

制定并执行脑死亡标准的直接目的在于维护死亡患者的尊严，体现医学人道主义；也可间接节约卫生资源，减轻患者家庭经济和心理负担，并有利于器官移植的展开。然而，不能将间接所获作为制定和执行脑死亡标准的目的，特别是不能把器官移植作为制定和执行脑死亡的目的。因此，参加器官移植的医务人员不能参与患者脑死亡的判断，否则人们将难以接受并容易导致滥用脑死亡。

②尊重原则

鉴于脑死亡标准在我国还未被公众普遍接受。因此，执行脑死亡标准时，应该尊重患者的生前意愿或遗嘱，即尊重患者对心肺功能不可逆停止的死亡标准与脑死亡标准的选择，并应签署知情同意或知情选择书。

③审慎原则

死亡的判定关系到人的生命，因而对脑死亡的判定要十分严肃和审慎。认定医疗单位、科室、医生判定脑死亡的资格以及判定和执行脑死亡的程序等，都要严格遵守有关法律法规执行。对于其中涉及的一些伦理问题，应提交医院伦理委员会审议。

（三）理性对待死亡

1.珍惜生命，正视死亡

死亡就是生命的终结。人类在生存和繁衍的历史过程中，不得不接受死亡这个严酷的现实。在现实生活中，我们应该树立自然归宿信念，有限的生命中，积极充实人生价值，做有趣的事。同时，我们也要坦然、无畏惧地面对死亡，做好思想上和心理上的准备。

2.开展死亡教育

如果一个人濒临死亡，在思想上没有消除对死亡的恐惧，不能安然死去，从伦理的角度来说，是极不人道的。因此，开展与加强死亡教育，让人们懂得死亡的必然性，无论是对一般人，还是濒临死亡者，都具有十分重要的意义。加强死亡教育不仅是医务工作者的重要任务，也是广大理论工作者和实际工作者面临的一项重要任务。将"死"作为身边的问题来考虑，探索生与死的意义，对于任何人正确认识死亡都十分必要。就死亡教育的伦理学意义来看，主要有以下几个方面：

（1）加强死亡教育能帮助临终者正视死亡，安然离世

任何人的死亡都是不可避免的客观规律。当患者濒临死亡，而现时的医疗条件又难以医治时，死亡对于他来说便是必然的结果。由于人们对生的留恋，又想到自己将要死去，必然十分痛苦。此时，对其进行死亡教育，有利于减轻患者精神上的痛苦，做好心理准备，迎接死亡，这是人道主义的具体体现。

（2）加强死亡教育，可以安慰死者亲属，缓解其痛苦

人是有感情的社会动物。有的临终者自己本身能够坦然面对死亡的事实，而死者亲属却难以接受死亡的事实，他们可能会异常悲哀，悲痛欲绝，精神痛苦更为强烈，且时间持续很长。健康的死亡教育可使死亡后亲友的心理得以平衡，给予家属慰藉、关怀，疏导悲痛过程，减轻由于死亡引起的一系列问题。

（3）加强死亡教育，有利于推进死亡科学的研究

加强死亡教育，使人们更加理性对待死亡，消除对"死"的禁忌和神秘化，树立正确的死亡观；激发医务人员的生命敬畏之情，在医学工作和医学研究中，使其能够更加尊重每一个生命个体，推动死亡科学的研究。

（4）加强死亡教育，有利于推动安乐死的普及和推广

安乐死的实施，一方面能减轻濒临死亡患者的身心痛苦，另一方面能使有限的资源得到合理利用。然而，由于一些传统观念的束缚，一些人仍认为实行安乐死是不人道的，因此加强死亡教育，使人们真正懂得生命存在的价值，是普及和推广安乐死的客观要求。

三、临终关怀伦理

案例12-2：

某医科大学附属医院的医学博士陈某，在得知父亲身患恶性肿瘤晚期后，并没有选择放疗化疗，而是把父亲送回了老家，让父亲安享最后的人生。陈某还向母亲交代，万一父亲出现昏迷或者呼吸心跳停止，不要采取积极的抢救措施，如果可能，就适当做镇静催眠让父亲安详地离开人世。2012年3月，陈某父亲陷入昏迷后，没有采取任何抢救措施，平静地离去。陈某说，如果父亲一直在医院里，现在肯定还活着，身上插着七八根管子，每天消瘦下去，脱发、腹胀。"一定是做不了这么多事的——和他的亲人朋友——一告别，回到自己出生长大的地方，聊天、种菜——几乎每样想做的事他都做了。"父亲平静而有尊严地走了。"父亲如果还能自己决定的话，一定会同意我的决定。"[1]

思考：

陈某的做法是否正确？

分析：

案例中的医学博士陈某，在父亲临终前让其回老家安享晚年，父亲做了很多自己喜欢的事。陈某既是家属又是医生，他采用的模式就是我们常见的家庭—社区—医护人员相结合的临终关怀模式。他遵循了以临终者为中心的人道主义原则，减轻父亲的痛苦，使其不再遭受各种药物和医疗器械的折磨，尊重父亲的人格尊严，平静而有尊严地离世。

（一）临终关怀及特点

1.临终关怀的内涵

临终关怀是指为现代医学治愈无望的患者缓解极端痛苦，维护至死尊严，帮助临终患

---

[1]马金瑜.医学博士送肿瘤晚期父亲回家：让其安享最后人生[EB/OL].http://news.sina.com.cn/s/sd/2012-05-17/121224431847.shtml

者安宁走完生命最后历程，对于临终患者家属提供包括居丧期内的生理和心理关怀的一系列立体化社会卫生保健服务。

2.临终关怀的特点

（1）以临终患者为对象、家庭为中心

临终患者在生活上大多数难以自理，最需要家庭、亲人的关爱，然而由于家庭成员心情都很紧张，难以处理好与临终患者的关系，也无法为其创造一个家庭般的环境。临终关怀的对象包括患者及家属，为临终患者创造一个家庭般的环境是临终关怀的一个重要特点。

（2）以缓解疼痛为目的、全面护理为手段

疼痛及与之相伴而生的恐惧感缠绕着临终患者，特别是晚期肿瘤患者，因而影响着他们临终生活的质量，所以缓解疼痛和其他不适是临终关怀的目的，而《癌痛三阶梯止痛方案》已成为从事临终关怀的医务人员给患者缓解疼痛的主要方式。提供全面的护理手段，包括营造温馨、和谐的环境，充分、全面的生活和心理护理，尽可能满足患者的需要等，也是临终关怀的特点。

（3）以医护人员为主导、社会志愿者为辅助

医护人员掌握医学知识和理论，能最大限度地减轻患者的疼痛和痛苦，评估并满足临终患者及家属的要求，因此，临终关怀以医务人员为主导。但是，社会工作者、家庭成员、朋友、志愿者等也都参与到了临终关怀工作中，尤其是社会志愿者通过与患者接触，给患者和家属以精神和感情上的支持，增强信心和力量，使其不感到孤独和无助。志愿者以无私的爱心热心服务，已成为临终事业发展的基础，这也是临终关怀的一个重要特点。

（二）临终关怀的模式

临终关怀模式就是从总体上对临终关怀进行把握。当前，我国临终关怀较为公认的三种模式：

1.PDS模式

该模式由首都医科大学李义庭教授等人提出。PDS模式全面构建了一个中心、三个方位、九个结合的体系：以解除患者的病痛为中心；在服务层面上，坚持临终关怀医院、社区临终关怀服务与家庭临终关怀相结合；在服务主体上，坚持国家、集体、民营相结合；在费用上，坚持国家、集体、社会相结合。

2.施榕的"施氏模式"

施氏模式由上海交通大学施榕教授提出，其着眼点主要是在乡村，他认为21世纪中国临终关怀事业将在乡村大有发展，而家庭临终照护将成为临终关怀的主要模式。

在乡村临终关怀建设上，要统一认识、全面规划，把中国乡村的临终关怀事业纳入老年医疗保健的总体规划，成立省（市）、县协调组织，制定乡村临终关怀的政策法规，制定家庭临终照护的相应政策，包括家庭临终照护的基本内容、质量要求、收费标准、费用承担以及分配方案等，使家庭临终照护模式有章可循，健康运转；建立县、乡、村家庭临终照护指导中心，对所辖的家庭临终照护进行统管，提高乡村全科医生、家庭临终照护的

亲属和有关人员的业务技能、研究能力和协调水平；有计划、有组织地对乡村全科医生进行生命伦理学、生理学、心理学和社会学等方面的短期培训，对他们的伦理观、死亡观、心理护理等进行教育，学会对临终患者的疾病控制和症状控制，提高专业知识和技能，承担社区家庭临终照护的工作；提高妇女角色意识，要定期对她们进行简单医护常识、心理咨询、法律法规教育，提倡人道主义精神，使她们更好地配合乡村全科医生，共同做好家庭临终照护。乡村全科医生要积极宣传和启迪她们临终照护是应尽责任和义务，这是实施家庭临终照护的关键因素。此模式在1995年召开的东亚生命伦理学学术研讨会上，多个国家的学者认为，"施氏模式"在世界范围内开展，无疑是解决面广、量大的老年人临终照护的最佳办法之一，值得多国效仿。

3.家庭—社区—专业医护人员三结合的模式

该模式由西藏军区总医院陈春燕等医生提出。这种模式认为，家庭为临终者提供全部或部分医疗费用（其余部分由保险公司或者单位支付），创造患者满意的临终环境，家庭成员作为临终团队主要成员进行生活护理、精神抚慰及其他帮助。社区帮助组织安排志愿者组成临终团队进行资金的筹集，如单位提供医疗费用，协助落实保险金、贫困人口医疗补助金，募捐、成立临终关怀基金，并监督家庭临终关怀的实施。由社区医疗机构或综合医院的临终关怀中心提供的医务人员进行其他相关的临终关怀服务。新模式缩小了临终关怀的范围，拓展了志愿者的队伍、收治对象，明确了工作人员的工作程序和范围，扩大了临终关怀覆盖面，合理利用人力资源，减小了经济因素对临终关怀的影响。

（三）临终关怀的伦理原则

1.以临终者为中心的人道主义原则

人道主义是一种提倡关心人、尊重人、以人为中心的价值观。医学人道主义把医学看作是全人类的事业，谴责和反对非道德的行为，提倡关心患者，同情患者，为患者服务。临终关怀是医学人道主义原则的重要体现，就是以患者为中心，关心、爱护、体贴患者，尊重患者的人格，诚心诚意地为患者减轻肉体上的痛苦和精神上的危机。对临终患者要充满爱心、关心、同情、理解临终患者，尊重他们的权利与尊严，其中尤其要尊重患者选择死亡的权利。对欲生不能且极端痛苦、难以忍受的临终患者，尊重他们选择死亡的权利，无疑也应视为人道主义的体现。在当代国际医学伦理的一些誓言、宣言、条例、守则中，都强调把为患者治病、保护人的健康放在第一位。1975年，第29届世界医学会通过的《东京宣言》指出，"实行人道主义而行医"，"医生在任何情况下，绝不赞助、容忍或参与折磨、虐待或非人道行为"。

2.尊重临终患者权利的原则

临终患者同其他正常的患者一样，享有基本的权利，包括：知情同意权、平等医疗的权利、获得情报的权利、要求保守秘密的权利、因病免除一定社会义务和责任的权利等。患者在意识清醒、能够自己行使权利时，医护人员要尊重患者的选择。患者意识障碍不能正确行使自己权利的时候，可以按患者意识清醒时的意愿执行。

3.尊重临终患者人格的原则

尊重临终患者是医务人员无条件的道德义务,受到尊重是临终患者无条件的道德权利,尊重是医患关系建立的必要条件。医务人员只有尊重临终病人及其家属,才能取得他们的信任,只有尊重,才有可能建立起真诚的医患关系,才能使医疗行为正常进行。尊重临终患者及其家属,会有助于使其自尊自重,也正是因这种尊重,才能使医务人员有一种尊严感和自豪感。

4.对临终患者关怀的原则

临终患者是极度痛苦且烦躁不安的,因此,对临终者的关怀应全方位、多角度进行,除了用必要的药物来缓解或解除其痛苦外,还要从心理上关怀、疏导,用爱心去减少患者的痛苦。临终患者在感情上的需要也是十分强烈的,死亡来临时,患者经受着精神、肉体的痛苦与折磨,特别期望他人的关怀和慰藉,以获得感情上的满足。医护人员的真诚关心、及时对症治疗、缓解疼痛等,亲人的探望和体贴照料等,都能使患者在弥留之际不觉得孤独和痛苦。在对临终患者家属的关怀中,医务人员应当给予同情、方便和帮助,给予必要的安抚和鼓励。在临终阶段,医护人员可指导家属参与护理,家属参与护理对患者既是一种心理支持,也是一种情感关怀,这也是对临终患者关怀的形式。这样,家属不仅了解了患者的心情,而且对病情转化或在临终阶段出现的变化也有充分的心理准备,也能使他们在亲人离世前充分尽到道德义务,在心理上得到慰藉,不至于因亲人去世而造成极大悲痛。

四、安乐死

案例12-3:

2001年11月28日,荷兰二院(即下院)以104票赞成、40票反对的表决结果通过了安乐死法。为了避免滥用安乐死,造成非正常的死亡,法案本身规定了非常严格的条件:"首先,患者必须是成人,申请安乐死的患者必须自愿,而且必须是患者深思熟虑之后所做出的坚定不移的决定;其次,患者必须在无法忍受病痛的情况下才能申请安乐死;再次,患者所患疾病必须要经过两名医生的诊断,慎重的确定安乐死的方式。"

11月30日,也就是荷兰下院通过安乐死合法的第二天,荷兰阿姆斯特丹市市民托莱尔的母亲、71岁的迪莉亚实现了她自己的梦想——被实施安乐死,成为荷兰合法安乐死第一人。

迪莉亚老太太是一位非常开明的退休教师,几年前她得了不治之症,已经病入膏肓。几个月前,她就提请医生给她实施安乐死,以减轻自己的痛苦,并且已经获得了两位主治医生的同意。一开始,托莱尔坚决不同意,但是迪莉亚老太太说,如果不尊重她的意愿,就是对她最大的伤害和不孝,因为她每天都要经受痛魔的折磨。拗不过老母亲的强求,托莱尔在与姐妹们商量之后,同意了母亲的决定。

当天上午10时,牧师、医生及众多亲朋好友来到老太太房间。托莱尔淌着眼泪,关上灯,同时点起蜡烛,播放了她母亲爱听的音乐,医生则用颤抖的手给老太太注射了致命的药物。一会儿,老太太走了,但她是在轻松的氛围而不是病痛的记忆中离去,是含着笑

走的……①

思 考:

我们应如何看待安乐死?

分析:

案例中,迪莉亚主动要求对其实施安乐死,这是荷兰已经通过安乐死合法化法案之后进行的,是合法的,并且医生对其进行安乐死符合法案的相关规定。这一案例体现了实施安乐死应遵循的四项伦理原则,即有利原则、自主原则、合法原则及公正原则,并不违背伦理要求。但是,安乐死在中国并未合法化。在对生命质量极低、救治无望只是让其承受痛苦的患者施行安乐死时,要理性看待安乐死,谨慎选择。

(一) 安乐死概述

1.安乐死的内涵

安乐死,源出希腊文 Euthanasia,原指"快乐的死亡"或"尊严的死亡",直译为"无痛苦致死术"。安乐死是指对患有不治之症且极端痛苦的患者,在不违背其真实意愿的前提下,出于对其死亡权利和个人尊严的尊重,为解除患者痛苦而由医务人员实施的终止维持生命的措施,使其自行死亡或采取积极措施加速死亡的一种医疗行为。

2.安乐死的历史发展

安乐死虽然是当今世界的热门话题,但它却不是一个新问题。在原始时代、中世纪、文艺复兴等时期,就有对安乐死的不同看法。到20世纪,医学科学的发展出现了一些新情况,安乐死更为人们重视。20世纪30年代,许多欧美国家都有人积极提倡安乐死,并发起安乐死运动,组织安乐死社团。但由于二次世界大战期间,希特勒借用安乐死的名义杀死了几百万慢性病人、精神病人和犹太人,这种惨无人道的行径遭到全世界正义力量的一致谴责,也使安乐死一度销声匿迹。第二次世界大战以后,随着生物医学的进步和人们对死亡认识的深入,到20世纪60~70年代,安乐死又成为世界各国的热门话题。全球对安乐死从医学伦理、法学角度进行了热烈而广泛的讨论。1976年,首届国际安乐死会议在日本东京召开。会上,美国、日本、澳大利亚、荷兰、英国代表共同签署了《东京宣言》,宣称要尊重人的"生的意义"和"死的尊严"的权利。1999年,荷兰会议正式通过政府提交审议的《安乐死法案》。2001年4月10日,荷兰正式批准安乐死法,从2002年4月1日起生效,成为世界上第一个立法实行安乐死的国家。

我国对安乐死问题是从20世纪80年代开始进行讨论的,1988年7月和1994年10月先后两次在上海召开的全国性的安乐死专题学术讨论会,更是引起社会各界的广泛关注。20多年来,有关安乐死问题的报道、民意调查、学术讨论不断,至今仍在继续。

3.安乐死的分类

由于对安乐死的理解不同,到目前为止,安乐死尚未形成一个能为大众所普遍接受的确切定义。所以,许多学者分别采用在安乐死一词前加以适当的限制词的分类方法,来探

---

①汪洋.荷兰安乐死合法化引发连锁反应[EB/OL].http://www.china.com.cn/chinese/2001/Apr/29142.htm

讨安乐死问题。主要有以下几种：

（1）积极安乐死和消极安乐死

这是根据终止生命行为的方式来区分的。积极安乐死是指医务人员或其他人员采取积极的措施加速患者的死亡。消极安乐死是指停止对患者的一切治疗和抢救措施，使患者提前自然地死于疾病。

（2）主动安乐死和被动安乐死

主动安乐死是指家属或医生在无法挽救患者生命的情况下，采取措施主动结束患者的生命或加速患者死亡的过程。被动安乐死是指终止维持患者生命的一切治疗，任其自行死亡。

（3）自愿安乐死和非自愿安乐死

这是根据患者本人有无意愿表示来区分的。自愿安乐死是指患者本人真诚要求安乐死或有过这种愿望，或对安乐死表示过同意。非自愿安乐死是指那些无行为能力的患者，如婴儿、昏迷不醒的患者、精神病患者、智力严重低下者实行安乐死。

（二）理性看待安乐死

在一定的条件下，对特定的临终患者实施"安乐死"，在伦理学上是可以允许的。但具体实施的时候，还是会涉及很多感情问题。

1.赞成安乐死

赞成者以患者自主原则、生命价值原则的社会公益原则为伦理依据，认为安乐死是人类文明的表现，是符合道德的。其主要观点如下：

（1）安乐死符合患者自身利益

因为安乐死的对象仅限于患有不治之症、濒临死亡的患者，他们的精神和躯体都处于极端痛苦之中，任何治疗措施除了维持和延续他们的生命外，不能减轻他们的痛苦。对这些患者来说，延长他们的生命实际上是延长他们的痛苦，同时也给他们的亲属带来精神上的痛苦和经济上的压力，因此，安乐死既是他们的迫切要求，也符合他们的切身利益。

（2）安乐死尊重了患者死亡方式的选择权

每个人都有生存的权利，而人的生存权利本身就包含对死亡选择的权利，人人都有权去选择"体面舒适的死亡方式"，以求善终。所以对于那些无法医治、终日遭受难以忍受的痛苦的濒死患者，在不违背自身利益，同时也不对家属、他人、社会造成可能的危害和损失的前提下，可以决定拒绝一切救治措施或选择人为医学措施安乐死亡。对患者这种清醒的自主的"优死"选择，社会应该保护，医务人员和家属应该给予同情和支持。安乐死实际上是对人的死亡方式选择权的尊重。

（3）安乐死体现生命价值原则

安乐死强调生命的质量和价值，人的生命价值表现在两个方面：生命的内在价值和外在价值。内在价值取决于生命的质量，外在价值取决于一个人对社会和他人的贡献。内在价值是外在价值的基础。只有当内在价值与外在价值有机地统一于某一生命体时，该生命才是有意义、有价值的。而那些身患绝症、濒临死亡的患者，处于永久性不可昏迷的"植物人"，有严重缺陷的新生儿，首先他们自身的生命质量就很低，更谈不上社会存在的意义，他们的生命处于一种低价值或零价值的甚至是负价值的状态之中。在医学上，不惜一切代价去维持这样一种生命是毫无意义的，只不过是在拖延其死亡时间和死亡过程而已。而采取安乐死的方式结束这种生命价值量极低者的死亡过程，是符合生命价值原则的。

（4）安乐死有利于卫生资源的合理分配

当今卫生资源分配不合理、使用不当的现象，在世界各国不同程度地存在着，已成为十分突出的社会问题和伦理问题。而这个问题在经济不发达的国家（包括我国）更为尖锐。因此，如何合理、公正、有效地分配有限的卫生资源显得十分重要。将大量的卫生资源花在不能救活的患者身上，既毫无意义，又是对卫生资源的浪费，也挤占了需要正常保健费用的人们的利益。如果对一些不治之症的患者实施安乐死，将其临终前的医疗费用、卫生资源节省下来，用于更需要的人或更需要的地方，无疑有利于将有限的医疗卫生资源进行合理公正的分配，这是符合社会公益原则的。

2.反对安乐死

反对者的道德依据主要来自传统的生命神圣论、患者利益原则和义务论。其主要观点是：

（1）安乐死有悖传统医德

传统医德要求医务人员在任何时候都要尽最大努力去解决患者疾苦，促进和恢复患者健康，不得做任何损害患者健康和生命的事情。医生只有延长生命的义务，绝无"促死"患者的权利。而安乐死则让医生放弃了责任，用消灭生命的方法使患者解除痛苦，这是违背医德传统的。

（2）安乐死践踏了人的权利

人的生命权是神圣的，任何人包括权利人自己都不可任意处理，作为患者，他有享受医疗照顾的权利。而安乐死则可能让患者错过三个机会：病情可以自然改善的机会；继续治疗可望康复的机会；有可能发现某种新技术、新方法使该病得到治疗的机会。这等于剥夺了患者的生命权。

（3）安乐死有碍于医学科学的发展

医学总是在医疗实践中，在不断探索、不断总结提高中发展进步的，今天认为是不治之症，明天就可能变成了可治之症。可治之症是在不治之症的治疗实践中产生的，如果实行安乐死，就会妨碍医务人员对绝症、顽症患者的医护和研究，阻碍医学的进步。

（4）安乐死会引发一些社会问题

安乐死在实际操作方面的副作用是难以避免的。尽管对安乐死有严格的规定，但还是可能会给一些心术不正之徒为他们拒绝赡养义务或谋取遗产继承大开方便之门，从而造成严重的社会危害；也可能会给重男轻女的家长带来借口，随意处置有"缺陷"的女婴，从而造成社会上男女比例的严重失调。总之，允许安乐死，在目前法制不健全、不完善的情况下，会引发一些社会问题，给社会造成危害。

迄今为止，虽然安乐死还未在世界各国普遍合法化，但对安乐死的讨论经久不衰，更有许多人在医生的帮助下悄悄实行了安乐死。在这种背景下，回避安乐死问题是不明智的选择。正确的做法是正视现实，积极而慎重地应对安乐死。

（三）实施安乐死的伦理原则

1.有利原则

实施安乐死，首先应对患者有利，对于患者来说，安乐死应该是消除其痛苦死亡过程的最佳或唯一方法。安乐死从患者的最佳利益出发，为维护患者的至死尊严，减除其痛苦，使其相对安乐而有尊严地度过死亡的过程。其次是对家庭有利，安乐死的实施能够减轻患者家属的精神痛苦和经济负担，节省大量的人力和物力。最后是对社会有利，实施安乐死能够节省医药卫生资源，并转而投放至对社会发展更有价值的环节或群体中。

2.自主原则

实施安乐死必须尊重患者自己的意愿，这是对个人生存权利的尊重。自主原则高于有利原则，是对有利原则的一种制约。否则，可能会出现患者不愿意死，但是其家人、社会或医生都强迫其去死。当患者明确表明不愿意安乐死时，绝不能违背其意愿，否则就是谋杀。当患者没有明确表明意愿而又丧失意识时，可参考患者家属意见，借助"推定同意"的原则。

3.合法原则

安乐死的实施必须符合国家的法律规定。当安乐死法案已确立时，则依安乐死法而实施。当安乐死法案尚未确立时，则在实施安乐死的过程中绝不能与现有法律，尤其是刑法相抵触。我国现行《刑法》确定的一项基本原则是"法无明文规定不为罪，法无明文规定不处罚"。我国现行《宪法》中未明文规定实施安乐死的行为或类似的行为是犯罪，因此将其作为犯罪处理缺乏法律依据。安乐死本身不具备犯罪的本质特征——社会危害性，安乐死如果解除了患者无法承受的痛苦，又减轻患者家庭和社会负担，对社会非但无危害，反而有利。合法原则不仅能保护患者的利益，而且能保护医务人员和患者家属的利益。

4.公正原则

在实施安乐死的过程中要考虑社会的公正性。为了一个具有负价值的生命投入大量的人力、物力、财力，进行毫无效果的救治，既给家庭成员带来巨大的精神痛苦和经济负担，又耗费了有限的医疗资源，从而使其他众多能被挽救的人失去治疗机会，这显然违背了公正原则。实施安乐死必须有利于社会资源的合理分配，体现社会公正。

第二节　人类基因组学研究伦理

案例12-4：

哈佛大学的"群体遗传计划"在20世纪90年代中期开始实施，通过各种项目在中国各地搜集血样。到2000年，至少有12个项目为各种疾病搜集基因资料，包括哮喘病、高血压、肥胖症、糖尿病和骨质疏松等。没有人知道有多少血样被拿出了中国，仅哮喘病一项，计划负责人就承认送到美国的DNA样本有16000份以上。这些涉及安徽农村成千上万人的基因研究项目，在开始之前，没有事先接受伦理机构的评议和审查，未充分让参加者知情，并且不能确定他们是否在充分知情的条件下完全自愿地提供血样。有些项目的知情同意书采用了他们难以理解的复杂语言，有些知情同意书没有列出一些测试项目可能引起的危险与不适。还有一些知情同意书，书写日期的笔迹与参与者签名的笔迹不符，日期书写的笔迹似乎出自一个人之手，有事后补签之嫌。参加项目的群众从这些项目的成果中受益的可能性很小，实际情况与项目授权的出入较大，比如，对"哮喘病的分子遗传流行病学"的研究，批准招募的受试者为2 000人，但实际招募的人达16 686人。就连哈佛计划的中方合作者对许多事情也不是充分知情。直到2001年1月，作为哈佛计划的中方主要合作伙伴之一的安徽医科大学，都不知道美国千年制药公司曾经资助哈佛在安徽的各种项目，仅仅由于能够接触到中国的DNA就获得了丰厚的报酬。①

思考：

哈佛大学的做法合理吗？

分析：

案例中，哈佛大学的做法不合理。哈佛大学在获取基因材料时，没有事先接受伦理机构的评议和审查，未充分让参加者知情，损害了受试者的知情同意权利，这一行为是不合理的。基因组知识的运用不仅不应给患者、受试者造成伤害，而且不应给利益相关者造成伤害，知识的运用应该有利于他们。学术界认为，医生必须让被抽样者清楚为什么要提供血样，选用的用途是什么，当今研究取得成就以后被抽样的应当从中分享其应得到的利益。案例中，参加哈佛大学的"群体遗传计划"项目的群众从这些项目的成果中受益的可能性很小，这明显是不合理的，不符合人们的道德要求。作为哈佛计划的中方主要合作伙伴之一的安徽医科大学，都不知道美国千年制药公司曾经资助哈佛在安徽的各种项目，仅仅由于能够接触到中国的DNA就获得了丰厚的报酬，这明显是违反了尊重隐私的原则，这一行为是不合理的。

一、基因的含义

基因（Gene）是指具有遗传效应的特定核苷酸序列的总称，是染色体上具有遗传效应的DNA分子片段，是遗传物质在上下代之间传递信息的基本单位。

二、人类基因组计划

人类基因组是指建立人体所需的化学密码，其基本组成是DNA。②

人类基因组计划（Human Genome Project，HGP）是一项规模宏大、跨国跨学科的科学探索工程，其宗旨在于测定组成人类染色体（指单倍体）中所包含的30亿个碱基对组成的核苷酸序列，从而绘制人类基因组图谱，并且辨识其载有的基因及其序列，达到破译人类遗传信息的最终目的。基因组计划是人类为了探索自身的奥秘所迈出的重要一步，是继曼哈顿计划和阿波罗登月计划之后，人类科学史上的又一个伟大工程。

①袁俊平，谷桂菊.医学伦理学[M].北京：科学出版社,2007:128.
②崔瑞兰.医学伦理学[M].新世纪第二版.北京：中国中医药出版社,2017:209.

三、人类基因组计划（HGP）的进展和意义

（一）人类基因组计划的进展

人类基因组计划（Human Genome Project，HGP）是由美国科学家于1985年率先提出，1990年正式启动的。美国、英国、法国、德国、日本和中国科学家共同参与了这一预算达30亿美元的人类基因组计划。国际人类基因组计划的进展和中国基因组计划进展的情况具体如下：

1.国际人类基因组计划的进展

（1）1990年10月国际人类基因组计划启动。

（2）1999年9月中国跻身人类基因组计划，承担1%测序任务，即人类3号染色体短臂上约3 000万个碱基对的测序任务。

（3）2000年4月人类基因组"中国卷"绘就。

（4）2001年2月人类基因组草图完成。

（5）2003年4月人类基因组精细图问世。

（6）2004年10月人类基因组完成图公布。

（7）2006年5月人类基因组计划最后一个1号染色体测序完成。

2.中国的基因组计划的进展

国际HGP研究的飞速发展和日趋激烈的基因抢夺战，已引起了中国政府和科学界的高度重视。在政府资助和一批高水平的生命科学家带领下，中国已建成了一批实力较强的国家级生命科学重点实验室，组建了北京、上海人类基因组研究中心，有了研究人类基因组的条件和基础，并引进和建立了一批基因组研究中的新技术。中国于1994年启动HGP，现已完成南北方2个汉族人群和西南、东北地区12个少数民族，共733个永生细胞系的建立，为中华民族基因保存了宝贵的资源，并在多民族基因组多样性的研究中取得了成就，在致病基因研究中有所发现。中国的HGP在多民族基因保存、基因组多样性的比较研究方面取得了令人满意的成果，同时在白血病、食管癌、肝癌、鼻咽癌等易感基因研究方面亦取得了较大进展。

但是，由于中国的HGP研究工作起步较晚、底子薄、资金投入不足，缺乏一支稳定的、高素质的青年生力军，中国的HGP研究工作与国外近年来的惊人发展速度相比，差距还很大，并且有进一步加大的危险。如果我们在这场基因争夺战中不能坚守住自己的阵地，那么在21世纪的竞争中，我们又将处于被动地位，我们不能自由地应用基因诊断和基因治疗的权利，不能自由地进行生物药物的生产和开发，我们亦不能自由地推动其他基因相关产业的发展。

（二）人类基因组计划的意义

人类基因组计划与曼哈顿原子弹计划和阿波罗计划并称为三大科学计划，被誉为生命科学的"登月计划"。"人类基因组计划"在研究人类过程中建立起来的策略、思想与技术，构成了生命科学领域新的学科——基因组学，可以用于研究微生物、植物及其他动物。它是人类自然科学史上最伟大的创举之一。按科学家们的设想，人类基因组多样性的

研究计划就是旨在建立起全球性的人类基因多样性资源库（包括生物样品、统计数据、相关的信息等），其首要目标是通过对全球以及地理区域人类基因组研究来鉴定人类基因的多样性。其意义主要包括如下几个方面：

1.HGP 对人类疾病基因研究的贡献

人类科学史上第一次在揭开人类自身遗传信息神秘面纱的研究中，以基因为共同语言和基础，以测定完整的人类基因组序列为目标，为疾病基因及其他突变期的检测提供可靠的参照物，人类基因组计划对人类 30 亿个碱基进行全面解读，挖掘功能基因，找到基因与疾病的关联，为人类的疾病研究提供了基因组依据和思路。

2.人类科学史上第一次在生命科学研究中开展全球大合作

人类基因组计划是一项规模宏大、跨国跨学科的科学探索工程，测定人类基因组完整序列是一项庞大的科学工程，各自为战已经不能适应生命科学发展的需要，需要各国的共同努力，有利于加强全球合作，扩大国与国之间的交流。

3.带动一批新学科的发展

人类科学史上第一次在生命科学研究中，将物质结构、功能及相互关系转换为信息，建立了遍及全球不断扩充的数据库和信息网络，大大提高了研究工作的效率，促进遗传和物理图的提早完成，促进学科交叉和重组，推动生物信息学和基因信息学的发展，进而带动一批新学科的发展。

四、人类基因组学研究中的伦理原则

为了确保人类基因组计划能真正为社会发展服务、为人类谋利，在实施人类基因组计划时应遵循必要的伦理原则，人类基因组计划中的伦理原则主要包括：

（一）不伤害原则

联合国教科文组织提出："从生物学、遗传学及医学的有关人类基因组的研究进展中所获益处，应在个人尊严与人权得到保障的条件下让人人获益。"人类基因组研究是为人服务的，所以在人类基因组学研究不断取得新进展的进程中，要做到真正使人类受益，不能给人带来任何伤害。

（二）尊重隐私原则

联合国教科文组织在《关于人类基因组与人权问题的世界宣言》中明确规定：为研究或其他任何目的而与个人有关的或存储处理的基因数据的应依法保密，遗传学资料依法律要求应被保守秘密。"在任何情况下，均应征得当事人预先同意。若当事人不同意，相关的认可或授权应亦依照法律和当事人的意愿而获得。"人类基因组研究中，要充分保障个人的隐私。如果隐藏在基因组的秘密被公开，会给人们带来一系列的困扰：在就业过程中，存在基因缺陷的人可能就会遭到用人单位的歧视；在日常交往中，存在基因缺陷的人可能会被其他人所孤立。基因信息可能就是一个人的全部秘密，如果一个人的基因组被泄露，那他就完全没有了隐私，这将会给家庭以及社会带来不可设想的严重后果，扰乱整个社会的秩序。

（三）知情同意原则

联合国教科文组织在《关于人类基因组与人权问题的世界宣言》中明确指出："在任何情况下，均应征得当事人预先同意。若当事人不同意，相关的认可或授权亦应依照法律和当事人的意愿而获得。"所以，在人类基因组研究中，每一个受试者的个人尊严与人权都要得到充分的保障，坚决反对任何人、任何组织为了自己的研究和利益以不合法的隐瞒的方式获取基因材料。在人类基因组学研究中，要在受试者充分了解研究的目的意义、潜在好处与潜在危害等具体条件后，自己做出选择。在国际合作的遗传学试验中，中国的遗传资源采集、中国向国外提供血样等，必须遵守国家科委于1998年颁布的《遗传资源管理暂行条例》，并得到国家科委人类遗传资源管理办公室的批准。

（四）安全性原则

在人类基因组学研究中，安全原则也是非常重要的。到目前为止，临床试验还没有出现野生型病毒感染现象。但是，治疗基因在基因组中随意组合，有可能激发原癌基因，从而引起细胞恶性转变。所以在基因组学研究中，要严格按照安全标准和技术规范进行研究。

第三节　人类干细胞研究伦理

案例12-5：

2005年2月，一个交通事故中受伤的人在沈阳的一家医院做骨移植手术时，医院另一个部门的一个医生来取走了她的一些骨髓。当时，患者已经做了全身麻醉，没有知觉，患者以及家属5个月之后才被告知取骨髓的事。她至今不知道究竟取了她多少骨髓，医院研究所的所长向患者承认，研究人员取她的骨髓是为了进行与干细胞有关的"科学研究"，取的量不会对她的健康和康复"有任何伤害"。医院给了她3万元的封口费，让她息事宁人。但是现在这个患者站立困难，所以想要更多的补偿。[①]

思考：

医生私自取患者的骨髓进行与干细胞有关的"科学研究"合理吗？

分析：

中国卫生部明确表示：中国赞成以预防、治疗疾病为目的的人类胚胎干细胞研究，所以案例中医生进行与干细胞有关的"科学研究"是合理的。

2003年12月，国家科学技术部和卫生部联合制定的《人胚胎干细胞研究伦理指导原则》中明确指出：进行人胚胎干细胞研究，必须认真贯彻知情同意与知情选择原则，签署知情同意书，保护受试者的隐私。2009年3月卫生部颁布的《医学技术临床应用管理办法》中规定：人类干细胞技术应用于临床前也要进行严格的临床试验和审核审批。医生在取患者的骨髓时应该将有关信息告知患者以及家属，征得受试者的同意，案例中的医生违

---

①袁俊平,谷桂菊.医学伦理学[M].北京:科学出版社,2007:132.

反了人类胚胎干细胞研究知情同意的原则，是不合理的。

一、人类干细胞的概念

干细胞（Stem Cell）是机体在生长发育中起"主干"作用的原始细胞，它具有自我复制更新、无限增殖扩容及多向分化的潜能，是国际生命科学领域众所关注的热点。干细胞分类有不同的分类方法：以干细胞的来源为标准划分，干细胞可以分为胚胎干细胞（Embryonic Stem Cell）和成体干细胞（Adult Stem Cell）两大类；以干细胞的功能为标准划分，干细胞可以分为全能干细胞、多能干细胞、单能干细胞。

二、人类胚胎干细胞研究的意义与伦理争论

（一）人类胚胎干细胞研究的意义

干细胞的用途非常广泛，涉及医学的多个领域。干细胞的重要意义在于它具有发育成各种需要的组织，替代多种疾病发生时的损伤组织，恢复其组织结构、生理功能的潜能。目前，科学家已经能够在体外鉴别、分离、纯化、扩增和培养人体胚胎干细胞，并以这样的干细胞为"种子"，培育出一些人的组织器官。干细胞及其衍生组织器官的广泛临床应用，将产生一种全新的医疗技术，也就是再造人体正常的甚至年轻的组织器官，从而使人能够用上自己的或他人的干细胞或由干细胞所衍生出的新的组织器官，来替换自身病变的或衰老的组织器官。如果某位老年人能够使用上自己或他人婴幼儿时期或者青年时期保存起来的干细胞及其衍生组织器官，那么这位老年人的寿命就可以得到明显的延长。美国《科学》杂志于1999年将干细胞研究列为世界十大科学成就的第一，排在人类基因组测序和克隆技术之前。

（二）人类胚胎干细胞研究的伦理争论

尽管人类胚胎干细胞有着巨大的医学应用潜力，但围绕该研究的伦理道德问题也随之出现。关于人类胚胎干细胞研究的伦理争论主要集中在"胚胎是不是人"的伦理争论。世界各国支持胚胎实验的都同意英国华诺克委员会的建议，即所有胚胎之实验，不能超过卵子受精后14天。因为14天后，人的系统发育开始，这时的胚胎逐步发育了神经系统、心血管系统等，属于真正意义的胚胎，前胚胎是不具人格意义的"人"。但是，反对胚胎实验观点的人认为胚胎就是人，具有完全的道德地位，胚胎实验不论出于何种目的，都是亵渎神圣，损毁胚胎就是谋杀。我们知道治病救人是最高道德准则，在严格管理条件下进行胚胎实验，探索治疗人类疾病的新途径，伦理上应是可以辩护的。

三、人类胚胎干细胞研究的伦理要求

2003年12月，国家科学技术部和卫生部联合制定了《人胚胎干细胞研究伦理指导原则》，内容主要包括以下几个方面：

1.人胚胎干细胞包括人胚胎来源的干细胞、生殖细胞起源的干细胞和通过核移植所获得的干细胞。

2.禁止进行生殖性克隆人的任何研究。

3.用于研究的人胚胎干细胞只能通过以下方式获得：体外受精时多余的配子或囊胚；自然或自愿选择流产的胎儿细胞；体细胞核移植技术所获得的囊胚和单性分裂囊胚；自愿

捐献的生殖细胞。

4.进行人胚胎干细胞研究，必须遵守以下行为规范：利用体外受精、体细胞核移植、单性复制技术或遗传修饰获得的囊胚，其体外培养期限自受精或核移植开始不得超过14天；不得将前款中获得的已用于研究的人囊胚胎植入人或任何其他动物的生殖系统；不得将人的生殖细胞与其他物种的生殖细胞结合。

5.禁止买卖人类配子、受精卵、胚胎或胎儿组织。

6.进行人胚胎干细胞研究，必须认真贯彻知情同意与知情选择原则，签署知情同意书，保护受试者的隐私。

7.从事人胚胎干细胞的研究单位应成立包括生物学、医学、法律或社会学等有关方面的研究和管理人员组成的伦理委员会，其职责是对人胚胎干细胞研究的伦理学及性学进行综合审查、咨询与监督。

四、人类胚胎干细胞研究的伦理原则

人类胚胎干细胞研究的伦理原则主要有：

（一）知情同意原则

凡涉及胚胎捐献者、流产死亡胚胎儿的捐献者及卵母细胞的捐献者，均应视同组织器官捐献者一样，认真贯彻知情同意原则，在签署知情同意书后，方可实行。同样，在干细胞研究应用于临床时，也必须将有关信息告诉受试者以及家属，获得他们的同意。

（二）不受伤害原则

如果临床试验技术人员只关注人胚胎干细胞试验的技术和方法，忽视对受试者的合法权益进行保护，就可能对受试者带来伤害。所以，在获取人类胚胎干细胞和进行干细胞研究时，应该始终坚持对受试者的不受伤害原则。

（三）保护隐私原则

在人类胚胎干细胞研究中，由于胚胎干细胞捐赠者与受赠者之间必须具备身份上的可追溯性，这要求研究人员和临床技术人员要尽可能全面掌握患者的信息资料。所以，工作人员要加强对干细胞研究工作的管理，严格保护干细胞捐赠者和受赠者的隐私。

第四节　克隆技术研究伦理

现代医学生物技术的发展，为人类疾病的控制与预防带来广阔前景，与此同时，也给人类带来前所未有的伦理难题。由于克隆人既是主体，又是客体，克隆人技术对人的利弊祸福较其他科学技术对人类的影响更深远、更直接。克隆人伦理问题已引起了全世界强烈的关注与争论，人类辅助生殖技术的应用涉及的伦理问题也越来越尖锐。

案例12-6：

美国著名的生殖生育学家帕诺斯·扎沃斯26日在伦敦宣布，他的第二例克隆人实验再次以失败告终。扎沃斯素有"克隆狂人"之称。2004年1月，他宣布自己领导的研究小组已经成功地将一个克隆人类胚胎植入一名35岁的妇女体内，世界上第一个"克隆婴

儿"有望诞生，但这项惊世骇俗、备受世人指责的实验最终以失败收场。据扎沃斯说，用于制造克隆人类胚胎的细胞来自这名妇女现年35岁的丈夫，由于他本人患有不育症，因此克隆是他们夫妇俩人获得后代的"唯一"方式。据英国媒体26日报道，扎沃斯当天在伦敦召开的一个新闻发布会上宣布，他的研究小组不久前将4枚克隆人类胚胎植入一名35岁的妇女体内，但这些胚胎没有一个令该名女子怀孕，他的克隆人实验再次宣告失败。扎沃斯说，这项最新实验是在中东某国家进行的，但他拒绝透露这个国家的名字，对于参与实验的这名中东妇女的身份和国籍，扎沃斯同样三缄其口。[①]

思考：

1.目前法律是否允许克隆人？

2.从医学伦理学分析克隆人会对社会产生哪些伦理问题？

分析：

1.目前大多数国家在法律上是禁止克隆人的。（1）中国：我国卫生部前部长陈敏章于1997年3月19日明确表示，"中国政府坚决反对利用克隆人技术进行克隆人的实验"。中国政府的态度是不赞成、不允许、不支持、不接受任何克隆人实验，但主张对治疗性和生殖性克隆加以区别。（2）美国：时任美国总统布什在白宫发表讲话，敦促美国参议院通过立法禁止所有形式的克隆人的实验。2001年，美国议会通过了全面禁止克隆人法案。美国生殖生育学家帕诺斯·扎沃斯克隆人实验是违反法律的。（3）欧盟委员会：2001年11月，欧盟委员会发表声明指出，将克隆技术用于克隆人类与欧洲公民的伦理道德观背道而驰，因此欧盟反对克隆人，并且现在和将来都不会对克隆人研究提供任何资助。（4）日本：日本禁止将人体细胞移植到未受精卵后制造的克隆胚胎移植到人或动物的子宫内，同时也禁止人和动物细胞融合而成的混合胚胎的移植。对于违反者不仅要处以罚款，而且要判刑。（5）俄罗斯：2001年7月，俄政府批准了《暂时禁止克隆人》法案。该项法案规定，禁止在法案公布后的5年内在俄境内进行克隆人实验，但允许俄科研机构进行克隆实验。

2.人是具有双重属性的，是生物、心理和社会的集合体。但是，克隆人是不完整的人，是一个丧失自我的人。如果只是把克隆人"物化"，这就严重违反了人权、人类尊严的道德。扎沃斯说，用于制造克隆人类胚胎的细胞来自该名妇女的丈夫，由于他本人患有不育症，因此克隆是他们夫妇俩人获得后代的"唯一"方式。虽然说生殖性克隆或许是这些夫妇留下后代的唯一选择，满足了父母留下后代的愿望，但对于被克隆的后代而言，他的独特性却受到了严重的损害，因为他的基因并非像普通人那样是父母基因重组而形成的一个崭新的基因组，而是"父"（或"母"）基因的大致承袭。克隆人与其基因供体之间的关系是绝无仅有的，不同于现有伦理关系中的任何一种，这个新产生的"克隆关系"必然会冲击已有的家庭伦理关系。社会伦理学界的主流观点是：克隆人的诞生必定会从根源上动摇人类的亲缘关系，引发家庭伦理关系的混乱，打破正常的亲情关系和标准。

---

① 王晓易.美国"克隆狂人"宣布第二例克隆人实验失败[EB/OL].http://news.sina.com.cn/w/2005—09—28/12597059000s.shtml

一、克隆的概念

克隆是指人工指导下的无性繁殖，或者自然的无性生殖方式（如植物）。一个克隆就是一个多细胞生物在遗传上与另外一种生物完全一样。克隆本是低等动物的繁殖方式，随着生命科学的发展，从理论上说，任何高等生物也可以采用克隆这个无性繁殖技术繁衍自身。

二、克隆技术

克隆是指人工指导下的无性繁殖，或者自然的无性生殖方式。这门生物技术叫克隆技术。克隆技术在现代生物学中被称为"生物放大技术"。克隆技术从细胞到分子、从植物到动物不断向前发展，特别是高等哺乳动物的克隆成功，标志着克隆技术已经进入一个新的发展阶段。克隆技术可分为：

（一）微生物克隆

微生物克隆是低等生物生命繁殖的自然现象。人们利用微生物克隆发展工业微生物、农业微生物、酵母菌微生物、抗生素工程等工业，为人类的工农业生产和医疗保健事业服务。从某种程度来说，恰恰是因为微生物克隆技术的发展及其运用，才使得遗传及调控的研究上升到更高层次，步入分子水准。

（二）植物克隆

植物克隆是利用人工培养基对植物体的某个部分，比如细胞、组织或器官进行培养，以产生大量的具有相同遗传性状的植物。在花、果树等栽培中，经常使用扦插、嫁接和根栽等植物克隆技术，为人类带来丰富多彩的植物和食品。细胞学说是植物克隆的理论根据，作为生物体的基本结构和功能单位的细胞，能够产生生物个体所需要的全部遗传信息。

（三）DNA克隆

应用酶学的方法，在体外将各种来源的遗传物质——同源或异源、原核或真核、天然或人工的DNA与载体DNA相结合成一具有自我复制能力的DNA分子——复制子，继而通过转化或转染宿主细胞，筛选出含有目的基因的转化子细胞，再进行扩增、提取获得大量同一DNA分子，即DNA克隆。[①]

（四）动物克隆

动物克隆是一种通过核移植过程进行无性繁殖的技术。不经过有性生殖过程，而是通过核移植生产遗传结构与细胞核供体相同动物个体的技术，就叫作动物克隆。1955年，美国首先使用核移植技术制造出克隆蛙。1997年2月，克隆羊"多莉"问世。此后，体细胞克隆山羊、克隆猪、克隆猫和克隆兔也相继诞生。

三、克隆技术的伦理问题

（一）克隆人

克隆人即生殖性克隆。1997年2月，英国科学家用细胞转移的方法，克隆出了第一只克隆绵羊"多莉"，引起了世界轰动，这是克隆技术上的一次重大的突破。这一技术的发

---

① DNA克隆[EB/OL].https://baike.so.com/doc/2196002-2323559.html

展预示了克隆人的可能性，一些组织和科学家开始秘密进行克隆人的研究，人们也对这一问题展开激烈的争论。究竟如何界定克隆人呢？我们通常讲的克隆人是指用无性繁殖的手段制造出与体细胞的供体遗传上完全相同的人。克隆人的技术类似于克隆羊"多莉"采用的技术，即通过外科用解剖刀取下被克隆者的一小块皮肤，并从皮肤的一个细胞中取出细胞核，将这一细胞核植入已去掉细胞核的一个卵细胞内，这一卵细胞在实验室内发育成胚胎，再将这一胚胎植入母亲的子宫内，新出生的婴儿将成为与提供细胞核的被克隆者基因相同的婴儿。

（二）克隆人的伦理争论

克隆技术具有两重性，利用恰当可以为人类谋利，利用得不恰当则会给人类带来灾害性后果。克隆技术带来的众多问题引起了人们的高度重视，克隆技术的伦理问题也呈现了出来。

支持者认为，克隆技术能为人类带来福音，为人类战胜癌症等疾病生产出所需的抗体。反对者认为，克隆人技术会给人类带来一系列灾害性后果。克隆人会是什么样的人呢？中国科学院院士、副院长陈竺就反对克隆人，她认为如果克隆人降生，将是个悲剧！为什么说是个悲剧？因为我们不知道这个婴儿是否是一个健全的人。从技术角度看，克隆动物的失败率非常高，即使最后成功了，也以不健康、畸形的动物居多。这种"残次品"如果发生在人身上，谁对他负责？更重要的是，克隆人违背了生命伦理原则。他对现有的家庭关系、血缘关系都是一种挑战，跨越了人类的禁区。反对克隆人的理由主要表现在以下几个方面：

1. 克隆技术还不成熟，克隆人可能有很多先天性生理缺陷。

2. 克隆人的身份难以认定，他们与被克隆者之间的关系无法纳入现有的伦理体系。

3. 人类繁殖后代的过程不再需要两性共同参与，将对现有的社会关系、家庭结构造成难以承受的巨大冲击。

4. 大量基因结构完全相同的克隆人，可能诱发新型疾病的广泛传播，对人类的生存不利。

5. 克隆人可能因自己的特殊身份而产生心理缺陷，形成新的社会问题。

（三）克隆人技术的伦理问题

克隆人技术的伦理问题主要包括以下几个方面：

1. 克隆人是对人权和人的尊严的挑战

在生物进化中，人逐渐脱离了动物界，人不仅是自然人，还成为有价值观念的社会的人，因此人具有双重属性，是生物、心理和社会的集合体。每个人的个体生命权是平等的、不可复制的，个体生命只能通过两性结合后生育子女才能延续下去，而克隆人意味着个体生命可以通过无性繁殖技术使生命权不断复制和重现。

可以想象，克隆人技术一旦成熟，一些有克隆自身愿望并有足够经济能力的人就取得了不断复制自身生命的权利，对他们而言，生命不仅仅是一次，而是多次，甚至是无限次。由此出现了生命权的不平等性。克隆人也就是人工无性生殖的人，只在遗传性状上与原型人一致，而人的心理、行为、社会特征和特定人格是不能克隆的，因此克隆人是不完整的人，是一个丧失自我的人，是对人的生命个体"独特基因型权利"的侵犯，主张克隆人是把人"物化"和"工具化"，严重违反了人权，损害了人的尊严。

2.克隆人违反了生物进化的自然发展规律

人类在不断进化的过程中，产生了胜过一切生物智慧的大脑，人类脱离了动物界，是自然界进化发展的一个伟大的飞跃。根据分子人类学研究的结果，人与猿开始分化，距今已有400多万年，人类在这漫长的生长繁衍过程中，能够适应复杂多变的环境，是自然选择的结果，是两性生殖长期进化的结果，也是人类靠自己智慧发展社会文化的结果。人类之所以发展到如此高的文明程度，是由其自然发展规律形成的。因此，要遵循自然发展的规律。克隆人要把有性生殖倒退到无性生殖，这种行为违反了生物进化的自然发展规律，如不加以阻止，必将给人类带来无穷的灾难。

3.克隆人将扰乱社会家庭的正常伦理定位

克隆人的出现将彻底搅乱代际关系和家庭伦理定位。在克隆人的过程中可以出现体细胞核供者、卵细胞供者、孕育者三位生物学父母，以及抚养者的社会学父母的多种选择，被克隆者只是生物学上复制，人类世代的传承也将被打破，家庭伦理关系含混不清。因为克隆人只具有与单亲一样的遗传性状，这意味着只要有女性存在，人的生殖繁衍就可继续，即能提供成熟卵细胞和子宫，任何人包括女性本身的体细胞核，均可生育。男性对人类的繁衍不再是必要的因素，这样就冲击了性伦理的传统，瓦解了人类性爱与生育密切结合的关系，一夫一妻的婚姻家庭社会规范将会有危险。

4.克隆人的安全性在伦理上难以确认

体细胞核移植的克隆技术涉及亚细胞水平的操作，这种亚细胞水平的操作与体外受精的细胞水平操作相比较，偶然损失核内遗传物质的风险显然远高于后者。克隆羊"多莉"是英国科学家经历了227次失败后才获得成功的一例。"多莉"已因早衰而死亡，证明运用克隆技术克隆高等哺乳动物的安全性并未解决。人的克隆面临着严峻的技术难关，就是体细胞核移植后如何重新编程。在这些克隆技术关键问题尚未解决的情况下，有的人就贸然主张将克隆作为人类繁衍的一种方式，让有缺陷的克隆人出现于人类社会，置人类安全于不顾，这种行为应受到伦理谴责，是绝对不能被允许的。

总而言之，科学技术是一把双刃剑。克隆技术具有两重性，利用恰当可以为人类谋利，用得不恰当则会给人类带来灾害性后果。现在不少国家的法律明确规定禁止克隆人，但是我们也应该清楚地认识到禁止克隆人并不意味着禁止克隆技术，不能因噎废食。因此，我们要加强对人们的生命伦理学教育，引导克隆技术朝着有利于人类的方向发展。

四、人类辅助生殖技术应用伦理

案例12-7：

2006年11月1日中午12时，在绵阳至广元高速公路一个拐弯处，具有数年驾驶经验的刘某突然冲出高速公路，车上一人当场身亡，刘某头部受伤，嘴、鼻、耳多处流血。事发后，刘某被紧急送往江油某医院。经查，刘某头部严重受伤，一直处于昏迷状态。两天后，住在重症监护室的刘某被宣告为脑死亡。其妻子王某这时提出了一个惊人的建议：要为死去的丈夫生个孩子。11月6日下午，成都某妇幼保健院接到这个消息后派出两名医生紧急赶往江油进行了全国首例精子保存手术。[①]

思考：

请问能取亡夫精子进行人工授精吗？

分析：

未婚妇女、女同性恋、寡妇、离婚妇女能否采用异源人工授精生育，目前学界有不同意见，各国的法律也不一致，如法国、瑞典不允许，英国允许，美国有允许未婚妇女进行异源人工授精的案例。根据我国现行法律的规定，案例中的王某的要求以及成都某医院两名医生的行为都是不应当受到法律保护的。

案例 12-8：

某女，29岁，丈夫××，29岁。二人性生活正常，未避孕不育3年。女方左侧卵巢囊肿剥除术后，子宫输卵管造影显示双侧输卵管通而不畅；男方弱精子症，要求助孕治疗。2012年3月4日，穿刺取卵总数13枚，受精胚胎8个。因黄体酮值高，未行新鲜移植，全胚胎冷冻，择期移植。等待移植期间，男方因车祸意外身亡。女方本人及男方父母多次要求继续移植，遭到院方拒绝后，引起不满。他们认为：我们花了那么多钱，医院不继续治疗，造成我们人财两空，情理何在？胚胎是我们的，所有手续都健全，来看病时我们不是单身，不能按单身对待，没理由不移植，不同意销毁胚胎，强烈要求胚胎移植。院方针对此问题，电话咨询了"卫生部辅助生殖技术评审专家组"的三位专家意见，均答复：这种情况属单身妇女，应告知病人国家的相关规定，不能移植。[②]

思考：

能否继续进行胚胎移植？

分析：

我国《实施人类辅助生殖技术的伦理原则》规定："医务人员必须严格贯彻国家人口和计划生育法律法规，不得对不符合国家人口和计划生育法规和条例规定的夫妇和单身妇女实施人类辅助生殖技术。"这遵循的是社会公益原则。禁止为单身妇女实施人类辅助生殖技术（ART）的原因主要是为了不违背国家计划生育政策和保护妇女儿童的权益。该案例应属于"遗腹子"的一种特殊类型，女方不能算作未婚，也区别于一般的单身，她们有生育指标，因此不违反计划生育政策。如果按上述原则，对女方进行阶段性（如经过半年、1年等）谈话的意见一致，并且是她的真实意愿，仍然决定移植，且能够提供具有证明力的家庭经济状况证明，评估家庭的抚养能力和孩子将来的成长环境均良好，能够保证孩子未来利益的情况下，就应该给予移植。这既可避免影响女方未来生活或一时感情用事而后悔，又能保障孩子的抚养条件和成长。

---

① 袁俊平,谷桂菊.医学伦理学[M].北京:科学出版社,2007:116.

② 宋焱鑫,韩跃红.从案例思考我国辅助生殖技术的行为准则与伦理规范[J].医学与哲学(A),2014(01):46-47,50.

ART是指运用医学技术和方法对配子、合子、胚胎进行人工操作，以达到受孕目的的技术。[1]人类辅助生殖技术主要包括人工授精和体外受精等，这些高技术的发展和应用也带来了一些伦理问题。

（一）人工授精

人工授精（Artificial Insemination，AI）是指收集丈夫或自愿捐精者的精液，由医生注入女性生殖道，以达到受孕目的的辅助生殖技术。按照精液来源的不同，可以分为同源人工受孕和异源人工受孕。[2]

（二）体外受精

体外受精（In Vitro Fertilization，IVF）是指用人工方法让卵子和精子在人体以外受精和发育的生殖方法。[3]体外受精可以用来解决男子精少和不育症。由于体外受精是在实验室的试管中进行的，所以，通过体外受精诞生的婴儿，通常又叫"试管婴儿"。1988年3月10日，我国大陆首例试管婴儿在北京医科大学第三医院平安诞生。

（三）人类辅助生殖技术引发的伦理问题

1.人类辅助生殖技术的应用对人类传统的道德观念产生了挑战

人类辅助生殖技术的应用，给不孕不育的夫妇带来了幸福，但也对人类传统的道德观念产生了挑战。人类辅助生殖技术严重冲击了传统的亲子关系，传统的亲子关系强调父母与子女之间的血缘关系，但是，"试管婴儿"使遗传学的母亲与社会学的母亲发生了分离，人工授精也引发了一个新问题——谁是孩子的父亲？因此，赠卵所生的孩子究竟属于谁？1987年1月，美国新泽西州发生了一起代孕母亲违约事件：代孕母亲玛丽·贝丝·怀特黑德和找玛丽·贝丝·怀特黑德代孕的主人伊丽莎白·斯特恩都想要孩子，那孩子究竟属于谁呢？

2.精子和卵子的商品化问题

精子和卵子的商品化可以增加精子的供给量，但是不可否认，商品化也带来一系列伦理道德问题。为了得到报酬，捐赠者可能会有意或者无意地隐瞒自己身体上或者心理上存在的一些问题，忽视质量问题。在美国，捐赠精子和卵子已经商业化了，我国相关法规明确禁止精子和卵子的商品化。如果将精子和卵子商品化，可能会促使在其他人体组织、器官的使用过程中的道德滑坡。例如，某些医疗机构以高额报酬诱导年轻女性捐卵。

①伍天章.医学伦理学[M].北京:高等教育出版社,2008:227.
②孙福川,王明旭.医学伦理学[M].第四版.北京:人民卫生出版社,2013:148.
③孙福川,王明旭.医学伦理学[M].第四版.北京:人民卫生出版社,2013:149.

第十三章　卫生经济伦理学与医疗改革

经济基础决定上层建筑，医疗卫生事业的进步发展离不开伦理道德的制约，同时也受社会经济力量和整体经济政策的影响。了解卫生经济伦理学的基本知识和伦理要求，正确处理好卫生经济伦理学中效率和公平的关系，全面深化医药卫生体制改革，是我国医疗改革事业朝着正确方向发展的重要保障。

第一节　卫生经济伦理学的概述

案例13-1：

新型农村合作医疗制度是农民自愿参加的疾病互助共济制度。2002年10月，中国政府做出要逐步在全国建立新型农村合作医疗制度的决定。这一制度的基本做法是：自愿参加合作医疗的农民，以家庭为单位按每人每年10元（部分东、中部地区稍高）缴纳的合作医疗资金，同自己政府每人每年补助的20元一起形成合作医疗基金，储存在县、市国有商业银行或信用社的财政基金专户内。2003年起在全国部分县（市）试点，到2010年逐步实现基本覆盖全国农村居民。[①]

思考：

政府为什么要在全国范围内建立新型农村医疗合作制度？

分析：

从医学伦理学的角度来看，卫生政策是一个国家通过政策目标、政策手段以及政策行为等，对卫生资源的社会使用进行合理的控制和最优化的配置，从而使有限的卫生资源发挥其最大的功用，起到真正维护人类健康利益的一个战略政策。我国的卫生资源明显分布不均，东西部之间、农村城市之间的分布不均，从而使不同地区的人们享受到的健康保障不公平。在案例中，政府在全国范围内建立新型农村医疗合作制度，有利于使每个地区的人们公平地享受到健康保障。世界卫生组织（WHO）制定的总目标是"21世纪人人享有卫生保健"。我国建立新型农村医疗合作制度，有利于使每一个公民平等享有医疗保健权利以及使用卫生资源。政府在全国范围内建立新型农村合作医疗制度，采用国家、集体、个人共同承担的原则，既有利于打破"大锅饭"和平均主义，也有利于抑制过度消费行

[①]袁俊平,谷桂菊.医学伦理学[M].北京:科学出版社,2007:142.

为，促进卫生资源使用效率的提高。

一、卫生经济伦理学的内涵

（一）卫生经济伦理学的概念

卫生经济伦理学是以生命伦理学理论为基础，以卫生经济行为和医疗政策为研究对象的边界学科；它应用几乎所有经济伦理学理论、方法和知识，对卫生经济问题和医疗政策审视与评价，并通过相关学科的研究，指明维护和增进人类健康的卫生政策的基本价值定向和伦理选择。[①]卫生经济伦理学是医学伦理学的分支学科，我们进行经济伦理学研究的目的就是要充分发挥伦理道德的制约作用，实现医疗事业和道德的和谐互动，进而促进医疗事业的健康发展。

（二）卫生经济伦理学的产生

1.卫生经济伦理学是伴随着卫生经济的发展而产生和发展起来的

经济基础决定上层建筑，卫生经济伦理学属于上层建筑的范畴，卫生经济伦理学是伴随着卫生经济的发展而产生和发展起来的，卫生经济行为的目标是通过人们对利益的追求而实现的。在市场经济发展中，卫生经济的发展可能会受到一些落后腐朽价值观的腐蚀，导致人们在追求自己利益的同时，出现了一些不符合道德的现象，妨碍了医疗卫生事业的健康发展。为了促进卫生经济和保障医疗卫生事业的健康发展，一些相应的伦理道德准则也应运而生。所以说，卫生经济的发展与道德是不可分离的。

2.卫生经济伦理学是在卫生经济与伦理道德的相互作用中产生的

卫生经济发展到今天，已经积累了不少的道德问题，然而卫生经济自己不能解决这些已经出现的道德问题，为了解决这些道德问题，卫生经济伦理学应运而生。卫生经济伦理通过规范人的行为，促进了医疗卫生事业的发展。

二、卫生经济伦理学的研究意义

自20世纪80年代以来，我国的医疗事业通过不断改革取得了一定成效，但同时也出现了像"见死不救""乱收医药费""看病难""错误诊断耽误生命"等问题，因此也使人们开始质疑医疗改革是否合理。目前，在卫生经济改革中面临医学伦理道德的难题。市场经济体制下，在我国的卫生体制改革中，医疗服务商品化、医院过度追求利润、卫生资源分配的不合理以及某些医务人员医德的丧失，使卫生体制改革积累了不少道德问题，卫生服务的公平性受到了挑战，"看病难、看病贵"等一系列问题使人们对医疗服务怨声载道。医疗服务与社会稳定息息相关，面对医疗体制改革中出现的一系列问题，如果放任不管，就会严重威胁人们的健康水平，进而影响社会的和谐稳定发展。卫生经济伦理研究为医疗体制改革中出现的伦理问题的解决提供了参考，有利于社会和谐稳定健康发展。

三、卫生经济伦理学中的效率与公平

效率与公平的关系是卫生经济伦理关系中的第一关系。如何处理效率与公平的关系是医疗改革的一个重要问题。目前，我们面临着卫生资源不能充分有效地利用和部分地区出

[①]孙慕义.医学伦理学[M].第二版.北京:高等教育出版社,2013:240.

现看病难、看病贵的情况。根据这样的医疗国情，我国卫生经济发展的指导性方针应该是：公平优先，兼顾效率。

（一）效率

效率是一个经济学范畴，用经济学的语言来说就是投入与产出的比率，投入越少，产出越大，效率就越高；反之，效率就越低。一般情况下，如果公共卫生和疾病的预防投入越多，患病的人数就会越少，国民的健康水平就会越高。但是，效率的取得不仅仅取决于投入的多少，过度投入医疗资源不但不会提高国民健康水平，可能还会造成资源浪费等消极影响，所以，卫生资源的有效配置是提高国民健康水平的必然选择。

（二）公平

公平不仅仅是一个经济学概念，而且包含着深刻的伦理学意义。公平是指人们在一定的社会历史条件下，人与人之间利益关系的一种价值评价。公平是一个难以明确界定的范畴，因为公平是一种价值判断，而这种判断经常带有个人主观色彩。罗尔斯在《正义论》中阐述了"公平的正义"之理念，即社会和经济的不平等存在的前提是最大限度地使先天有利条件最少的那部分人受益。罗尔斯不仅强调结果公平，更强调了机会均等。将正义论运用到卫生领域，即每一位社会成员，不论其收入、社会地位、居住地域、年龄和性别等有何差别，都有机会达到最佳的健康状态，实现社会的健康公平。不管是卫生资源的分配，还是个人权利满足的程度，都涉及公平的问题。每个人的个体条件不同，需求程度也是千差万别的，如果完全平等分配权利，那结果实质就是一种不公平。

（三）效率与公平的关系

效率与公平是一种对立统一的关系，卫生经济伦理中的效率与公平也是如此。

一方面，效率与公平是相互对立的。公平意味着平等，医疗保障必须公平，全体国民应该都能够享受到必要的医疗保障。个人天赋和资源差异造成的不同个人在获取医疗服务能力的差异具有合理性，造成了不公平。效率是市场经济的基本运行原则，在医疗公共卫生事业中注重效率也是符合市场经济体制的，但是在医疗事业中以追求利润为本质的高效率，可能就会造成资源分配不公和医疗改革误入歧途。

另一方面，效率与公平又是相互促进的。首先，效率是公平的基础。医院获得的经济效益的高低在一定程度上决定了医院医疗的物质基础，医院的效率越高，就能更好地为人们提供医疗服务，为更多的人服务，进而促进公平。其次，公平是效率的前提。人人都可以机会均等地享受到医疗服务，就会有利于社会的和谐稳定，进而促进效率的提高。在"公平优先，兼顾效率"指导下进行医疗改革，促使医疗保障制度得到改善，使卫生事业向更高层次发展。

我们强调"公平优先"，并不是说完全不顾效率。我们应该认识到，我国是一个人口大国，财力有限，相当一部分地区特别是贫困地区还有一批没钱看病的人，所以在医疗改革中不能忽视效率，要在公平的前提下兼顾效率，进而促进医疗事业的发展。

第二节　医疗卫生改革中的伦理问题

案例13-2：

医疗卫生方面一次大规模的改革将全面启动。温家宝总理在十届全国人大五次会议上的政府工作报告中部署了2007年重点抓好的四件大事，直指医改核心，以此加快卫生事业改革与发展步伐，着眼于建设覆盖城乡居民的基本卫生保健制度：一是积极推行新型农村合作医疗制度，试点范围由去年全国40%的县扩大到全国80%以上的县市区——更多的农民将因此享有方便和廉价的医疗服务；二是加快建设以区为基础的新型城市卫生服务体系——使城市居民的就医条件得到进一步改善；三是启动以大病统筹为主的城镇居民医疗保险试点，政府对困难群众予以必要的资助——困难群体生不起病的现状有望改变；四是做好重大传染病防治工作——将可能对人民群众的健康安全造成严重伤害的疾病危险消失在萌芽之中。从这四件事的覆盖面和迫切性来看，如果能按计划——落实，群众看病难看、看病贵的问题将得到有效缓解。①

思考：

政府在医疗卫生事业改革中需要承担责任吗？

分析：

经济学将主要的医疗产品界定为公共品。公共品是"将该商品的效用扩展于他人的成本为零，因而也无法排除他人共享"。公共品具有非竞争性与非排他性，很难由私人提供，要由政府来提供。医疗保健是一种公共品，由市场提供是缺乏效率的。政府作为公权力的行使者，其社会管理职能和责任决定了其在医疗体制改革中的重要职责，这种职责是现代政府不可推卸的，政府在其改革与发展中起主导作用。案例中，温家宝总理在十届全国人大五次会议上的政府工作报告中部署了2007年重点抓好的四件大事，强化了政府的主导作用，让政府承担起其应承担的职责，从根本上解决好国民"看病难""看病贵"的问题。除了政府，医院和个人也应该承担相应责任。

一、我国的医疗保障制度

自古以来，健康一直就是我们追求的目标，医疗保障制度是保障国民健康的重要措施。医疗保障制度作为社会保障制度的重要组成部分，是伴随着工业化和城市化进程发展起来的，所以西方发达国家的医疗保障制度建立得比较早。我国是世界上人口最多的发展中国家，要建立医疗保障制度必须立足于自己的国情，同时借鉴西方发达国家的成功经验，走自己的路，建立具有自己特色的医疗保障制度。

我国的医疗保障制度根据享受对象可以分为城市医疗保障制度和农村合作医疗保障制度。城市社会医疗保险制度，其发展大体上可划分为两个阶段。第一阶段是自中华人民共和国成立到1994年。在长达40年时间里，城市的医疗保险具有极浓的福利色彩，从严格

---

① 袁俊平,谷桂菊.医学伦理学[M].北京:科学出版社,2007:148.

意义上说，是不完全具有社会保障性质的无偿供给的医疗保障制度。第二阶段是从1994年后的制度创新阶段。农村合作医疗，起源于40年代陕甘宁边区的"医疗合作社"，其经费来源是个人和社区集体共同负担。农村合作医疗制度是由我国农民（农业户口）自己创造的互助共济的医疗保障制度，在保障农民获得基本卫生服务、缓解农民因病致贫和因病返贫方面发挥了重要的作用。[①]新型农村合作医疗（简称"新农合"）是指由政府组织、引导、支持，农民自愿参加，个人、集体和政府多方筹资，以大病统筹为主的农民医疗互助共济制度。2002年10月，中国明确提出各级政府要积极引导农民建立以大病统筹为主的新型农村合作医疗制度。新型农村合作医疗制度从2003年起在全国部分县（市）试点，到2010年逐步实现基本覆盖全国农村居民。2017年，各级财政对新农合的人均补助标准在2016年的基础上提高30元，达到450元。

医疗保障的主要目标是合理组织财政资源，满足与经济发展水平相适应的医疗资金需求，简言之，就是"有钱看病"。改革开放以来，特别是十四届三中全会以来，党中央、国务院陆续做出一系列重大决策，积极推进基本医疗保险制度改革。医疗保障制度既是社会保障体系的重要组成部分，即民众的安全网、社会的稳定器，又作为医疗费用的主要支付方，是医药卫生体系的重要组成部分，因而也是医改的重要领域之一。

二、医疗卫生事业改革中的责任伦理

卫生事业改革必须处理好政府、医疗单位以及个人三方面的责任，明确各自的责任，有利于推动医疗卫生事业的改革。

（一）政府的责任

通过对我国社会结构和矛盾的分析，基于医疗卫生事业的公益性，在构建我国"和谐社会"的思路下，只有强化政府的主导作用，让政府承担起其应承担的职责，才能从根本上解决好国民"看病难""看病贵"的问题。在以前的计划体制下，医疗改革是由政府一手主导的，经过多年的改革，医院自主活动包括自主改革的余地有所扩大，但那些深层体制难题的解决不可能没有政府的参与，否则医院依然是无能为力。政府要最大限度地发挥有限卫生资源的功能和效率，引导卫生事业沿着为广大人民群众服务的方向健康发展，政府在医疗卫生事业改革中的责任主要包括以下几个方面。

1.政府要准确把握医疗卫生事业的性质和方向

政府能否正确地把握医疗卫生事业改革的性质和方向，对卫生事业的命运和前途有着决定性作用。政府要准确把握医疗卫生事业的性质和方向，以免使卫生事业改革迷失方向，误入歧途。

2.政府要发挥监管者的职能

政府参与市场的另一个重要身份是监管者，政府监管不是为了取代市场，而是为了矫正市场失灵。政府有必要对医疗改革过程进行有效的监管，政府的监管范围一般包括：对竞争行为的控制、对市场组织的控制、对从业人员待遇的控制、对医疗服务数量的控制、

---

①新型农村合作医疗[EB/OL].https://baike.baidu.com/item/

对医疗服务标准和质量的控制以及对医疗服务安全性的控制等。

3.约束和制衡医生与患者双方的关系

政府通过各种渠道，使用各种手段来约束和制衡医生与患者双方的关系，保障患者的知情权。政府部门还要定期通过评估来发布医疗机构的相关信息，从而促进医疗市场健康有效地发展和竞争。总之，政府在医疗卫生事业改革中应当发挥主导作用，这也是卫生事业改革中政府的道德责任。

（二）医院的责任

医院是我国承担医疗、教学、预防、康复等多种职能的主要医疗机构，也是医疗改革的前沿阵地。在医疗卫生事业改革中，医院必须担负起一定的责任，在保质保量完成任务的基础上，还要积极投身到卫生公共事业和基础保健工作中去。医院又是独立的经济实体单位，要讲求经济效益。如果只讲究社会效益而忽视医院效益，那医院也就失去了存在的基础。所以，医院虽然要承担医疗事业的责任，但是又不必承担全部的责任。在我国，无论何种等级的医院，都应该以质量为核心，以精湛的医疗技术水平为精准，以道德仁心为底线，以救死扶伤为使命。医院不应该以患者因没有或无力缴纳治疗费而将患者拒之门外，医院是一种福利性组织，应该始终坚持为人民服务的宗旨以及患者第一的原则，坚持把社会效益放在首位。医院有认真贯彻医疗改革中的原则、宗旨、政策等的责任。

（三）个人责任

卫生健康、生老病死涉及每个人家庭和个人的切身利益，个人对自身健康负责是一种道德责任。个人是医疗保健责任的重要主体，健康对生命而言是基本的先决条件，个体对于自身健康是最主要的保护者，也是最大的受益者。在现实中产生的不少医患纠纷，也常常与患者自己的道德责任有关，只有双方互相信任，才能保障医患关系和谐。在医学领域，个人应该支持健康共同体为人类健康制订的计划，应该为医疗卫生体制改革做出贡献。

三、医疗卫生改革中的道德选择

随着现代化进程的推进以及人民生活水平的不断提高，人们对于医疗服务的要求也越来越高。虽然，随着医疗体制改革的不断推进，医疗服务水平得到了很大的提高，人们的健康得到了很好的保障，但是，"看病难、看病贵"、医患关系日益严峻、医疗事故等现象也频频出现，甚至到了怨声载道的地步，人们的不满情绪不断加深。医疗体制改革势在必行，医疗改革中的道德行为也引起人们的关注。在医疗改革中，不但要追求经济效益，更要重视社会效益。目前，在医疗改革中的道德难题主要是功利价值与道德价值的选择的难题。在医疗卫生改革中的道德选择，我们应该做到以下几个方面：

（一）医疗卫生事业改革要坚持与贯彻正确的伦理价值取向

我国广大人民群众公平享有医疗服务的权益得到充分保障，是我国医疗卫生事业改革的基本理论价值取向。市场经济体制下，医疗服务商品化，原来的某些制度、法律法规与目前的医疗服务发展水平不相适应，监督机制不健全等原因使医疗行为缺乏规范性，使一大批医院以及医务工作者道德缺失，只是盲目地追求医院的经济效益与自己的个人利益，造成医患关系紧张、医生责任与道德意识缺失、医疗事故等不良现象频发。医疗卫生改革中出现的一系列矛盾，从本质上反映出的是医疗卫生事业改革对伦理道德的背离。在医疗改革中，要坚持医疗卫生事业改革与道德伦理价值同时抓，要坚持正确的伦理价值观念，将医学伦理学灌输到医疗卫生事业的改革中。

（二）医疗卫生事业改革必须遵循改革与医德相互促进、同步发展

医疗卫生体制改革与规范医德之间，并不是完全的对立关系，它们是相互促进、共同进步发展的关系。医疗卫生体制改革与规范医德的目的都是为了提高医疗服务的质量和效率，以便为人民提供更好的医疗服务。医疗改革作用于医德，医德为医疗改革提供保障。良好的医德可以为医疗卫生体制改革的方向和实施提供参考，医疗卫生体制改革可以为医德提供发展的动力和途径。改革与医德之间是一种双向反馈关系，两者相互联系、相互促进。

（三）医疗卫生事业改革必须贯彻个人利益与社会利益相互统一原则

我国的医疗服务中，医院与医务人员的个人利益与社会以及患者的利益是相互统一的，所以在医疗改革中必须坚持医务人员的个人利益与社会及患者利益相辅相成、相互统一的原则。如果忽视社会以及患者的利益，医院以及医务人员的个人利益就会成为无源之水。如果不顾医院以及医务人员的利益，社会和患者的利益就会缺少保障。医院、医生虽然应该坚持"济世救人"的奉献事业，但是医院以及医务人员也有追求自己物质生活的权利，应该在坚持社会以及患者利益的条件下，使医务人员的利益得到应有保障。

医疗卫生事业改革并不是一两天就能成功的事情，医疗卫生事业改革需要结合我们国家自己的医疗环境与具体情况，同时可以有选择性地借鉴一些其他国家成功的改革经验，不断实践，积累经验。国家、政府、社会各界共同努力，从而创造出具有中国特色的医疗卫生事业改革之路。随着社会的不断发展，人们的思想意识不断提高，中国的医疗卫生体制不断进步，医学伦理学问题也会越来越引起人们的重视，相信我国的医疗卫生体制改革会取得更好的成绩，人们会得到越来越好的医疗卫生保障和医疗服务。

第三节　全面深化医疗卫生体制改革

案例 13-3：

我国城镇医疗卫生改革开始于20世纪80年代中期。但近20年医疗卫生改革的结果却是：许多中国人（尤其是低收入者）得了病看不起病，病重了不敢住院，住院还没有康复就出院，2003年因病致贫的人口达到城镇人口的1/4；2000年，世界医疗组织对191个成员的医疗系统进行了一次评估，中国排在144位，在医疗筹资方面排188位，倒数第四。改革20多年来，中国经济规模增加了10倍，人们的收入增加了，食物营养改善了，医疗费用也大幅增加。改革前，中国医疗费用只相当于GDP的3%，远低于世界平均水平，2002年已占到5.42%，超过世界平均水平。虽然预期寿命仍在增长，婴儿死亡率也在下降，但改善速度非常缓慢，总体水平提高不大，许多人的健康得不到保障。国务院发展研

究中心的一项研究表明，中国近20年医疗改革是"不成功的"，甚至是"完全失败的"。[①]

思考：

为什么说中国近20年医疗改革是"不成功的"，甚至是"完全失败的"？

分析：

2005年，国务院发展研究中心课题组在《对中国医疗卫生体制改革的评价和建议》中认为，"中国的医疗卫生体制改革基本上是不成功的"，"既不公平，效率又低下"。原因在于："中国卫生效率和公平问题根源主要不在缺少公共资金，而在于缺少社会公正的价值观和有效的政府管理。"我国医疗卫生资源分配在城乡之间、区域之间是不公平的。投入的不公平和市场机制的作用是导致卫生资源分配不公平的必然结果，这样的卫生保健思路严重违背了医疗卫生事业的发展规律。在医疗卫生改革的过程当中，政府并没有认识到尊重生命、保障人的生命健康权是何等重要，因而主张运用市场经济手段管理医疗卫生事业，效率最大化的利益诉求导致医疗卫生事业背离了公平、公正的社会要求。案例中，中国近20年医疗改革是"不成功的"，甚至是"完全失败的"，其原因主要是没有处理好医疗卫生体制改革中的政府负责与市场机制的相互关系，政府与市场的责任边界不清，政府职能"缺位"和市场的扭曲。

医疗改革要始终牢记医改的目标，即为追求社会公益目标，而不是牺牲社会公平而追求经济利益。在处理医疗改革中政府与市场的关系时，要注意不要把两者绝对对立起来，既不能回到计划经济体制下政府统包而排斥市场机制，强调政府的无限责任，也不能弱化政府职能而片面强调市场化，更不能出现"一卖了之"的现象。除此之外，也不能扭曲政府与市场的关系，而是要在加强政府责任的同时，促进政府与市场的有效结合。大力发展中国特色社会主义医药卫生事业，有效解决广大人民群众医疗保障问题，必须全面深化医药卫生体制改革，努力保障广大人民群众身体健康，进而促进中国特色社会主义医药卫生事业健康发展。全面深化医药卫生体制改革是习近平总书记十分重视的一项民生工作。

一、全面深化医药卫生体制改革的意义

党的十八大以来，我国医疗卫生事业获得长足发展，深化医药卫生体制改革取得突破性进展，人民健康和医疗卫生水平大幅提高，主要健康指标优于中高收入国家水平。同时，随着工业化、城镇化、人口老龄化进程加快、生态环境等变化，我国面临着种种基本问题并存、多种因素影响的复杂局面，医疗卫生事业发展不平衡不充分与人民健康需求之间的矛盾比较突出。全面深化医疗卫生体制改革，是保障广大人民群众医疗保障的重大措施，也是促进中国特色社会主义卫生事业的重大发展。近年来，习近平总书记非常重视这一项民生工作，习近平总书记指出，新时期"推动教育和卫生医疗事业科学发展，意义重大"。全面深化医药卫生体制改革的意义有以下几个方面：

（一）有利于促进中国特色社会主义医疗卫生事业发展，实现中国梦

习近平总书记在党的十九大报告中指出："要实施健康中国战略。"人民健康是民族昌

---

①赵才.中国城镇医疗卫生改革与医疗卫生不平等[J].北京大学学报(哲学社会科学版),2006(S1):156-158.

盛和国家富强的重要标志。深化医药卫生体制改革，全面建立中国特色基本医疗卫生制度、医疗保障制度和优质高效的医疗卫生服务体系，健全现代医院管理制度，有利于促进中国特色社会主义医疗卫生事业发展。中国梦是中国的，也是每一个人的，实现中国梦的伟大任务，需要全体人民共同努力，健康的、有过良好道德教育的劳动者是促进社会经济发展、实现中国梦的重要人力资源，只有保障人民群众拥有健康的体魄，才能保障他们为中国梦的实现出谋划策。

（二）有利于解决我国医药卫生领域中出现的一系列社会问题

自我国的医药卫生体制改革以来，我国的医药卫生事业取得了举世瞩目的成就，与此同时，也产生了像"天价医药费""看病难、看病贵""医德沦丧""医疗资源分配不均"等不良社会问题。全面深化卫生体制改革，建立与社会发展与人民需求相适应的医疗保障制度，废除落后僵化制度以及改革不符合需求的机制体制，有利于彻底解决医疗卫生领域出现的一系列社会问题，为广大人民群众提供公平高效优质的医疗卫生服务。

（三）有利于全面建成小康社会目标的实现

习近平总书记在党的十九大报告指出："中国特色社会主义进入新时代，我国社会的主要矛盾已经转化为人民日益增长的美好生活需要和不平衡不充分的发展之间的矛盾。"随着人民生活水平的不断提高，人们更加注重健康安全，不但要求看得上病、看得好病，更要求不得病、看病舒心、服务体贴。全面深化卫生体制改革，可以更好地满足人民更高层次的健康要求。中国特色社会主义重要战略目标是全面建成小康社会，全面深化医疗卫生体制改革，对于全面建成小康社会具有重要意义。

（四）有利于完善国民健康政策，维护国家安全与社会稳定

经过长期发展，我国医药卫生事业发展取得了突破性进展，但是由于多种因素的综合作用，医疗卫生领域也出现了一系列新问题，解决新出现的情况时，旧制度有时候会出现力不从心的困境。全面深化医药卫生体制改革，有利于完善国民健康政策，保障人民的健康权利。健康是一个人幸福的起点，也是立国之基，随着全球化的深入发展，我们也面临着一些跨国散播的公共安全威胁，如果出现重大疾病流行而处理不好，就会造成民心恐慌，严重威胁社会稳定，全面深化医药卫生体制改革，有利于完善国民健康政策，维护国家安全与社会稳定。

二、全面深化医药卫生体制改革中的政府责任与市场机制

（一）医疗卫生体制改革中的政府责任

医疗卫生服务作为社会政策的一个重要内容，关系到我国的国计民生和社会稳定，关系着全社会的可持续发展能力，必须以提高公平性、可及性、高效性为目标进行改革。我国医疗服务商业化、市场化的走向，导致了医疗卫生资源分配不均、可及性低、医疗费用高的结果，"看病难、看病贵"已经成为一个社会的焦点问题。市场具有自发性，它自身无法解决公平性的问题，医疗服务过度市场化更是加大了解决公平问题的难度。所以在当代社会，在市场经济条件下，政府的经济职能应主要转向宏观调控，特别是要注意解决城乡、地区、阶层等之间的贫富差距，对于贫困地区应该增加卫生投入并使其具有逐渐自救

能力。

医疗卫生改革的重点必须放在政府部门，因为政府能总揽全局，政府能够保障医疗卫生体制改革朝着正确的方向发展，改革应该由政府确立方向。在我国医疗卫生体制改革中，政府职能应遵循"政事分开"的原则。在医疗卫生事业的管理中，政府要做到"管办分离"，应将重点工作放在公共卫生、政策和法律体系的构建、质量和监督体系的构建以及有利于改革顺利进行的其他环境因素的构建。不能像过去那样，政府既管医院，又办医院，管办不分。但是我们也应该认识到，政府过度干预医疗机构是有害的，如果政府不能很好地通过干预手段来解决医疗服务的市场失灵现象，反而同时导致政府自身失灵的话，那政府的责任和职能定位就会出现偏差。随着我国医疗卫生体制改革不断向前推进，在医疗市场化进程中，政府职能的定位依据主要来自矫正与弥补市场缺陷，维护公平竞争的社会环境，优化卫生资源配置，促进健康长寿和居民生命质量的提高。

（二）医疗卫生体制改革中的市场机制

随着我国加入WTO以及市场经济快速发展和卫生体制改革不断深化，以公有制医疗机构为主体，多种所有制形式并存，各类医疗机构公平竞争、共同发展的医疗服务业新型产业布局将逐步形成。毋庸置疑，我们必须重视市场机制在促进卫生医疗改革与发展中的作用。

医疗是否可以市场化，是当前医疗改革的根本性方向问题。市场机制是由供求机制、竞争机制和价格机制及其相互作用构成的系统。市场经济的竞争机制有利于推动资源的有效配置，使有效的资源发挥出最大的效率，进而促进医疗卫生事业改革的顺利进行，市场机制的竞争机制也有利于推动医学高技术的更新和提高医务人员工作的积极性和主动性，充分实现其自身价值。但是，我国的医疗服务价格是一个相对封闭的价格体系，医疗服务对市场机制的价格反映不是十分敏感，即使医疗卫生资源配置呈现出过多或过高的特点，医疗服务价格也不会明显下降，市场机制没有能够通过价格机制对医疗卫生资源的配置发挥有效的调节作用。与此同时，市场经济的本质是追求利益最大化，片面追求经济利益会违背"以救人为中心"的人道主义道德伦理，造成医德沦丧、资源分配不公以及无效浪费、医患关系紧张、人民怨声载道等一系列危害社会稳定的社会问题。所以，在医疗卫生体制改革中，在市场经济体制下，不能放弃医院的社会效益，要把社会效益放在首位。

（三）医疗医药体制改革中政府负责与市场机制的有机结合

随着社会经济的不断发展以及人民生活水平的不断提高，人们对自身的健康状况更加重视。在医疗卫生体制改革中要重视政府负责与市场机制的有机结合，最完美的状态是在健全相关法规体系的前提下政府进行干预，引入市场机制，利用市场规则引导卫生服务市场规范运行，发挥政府调控和市场机制的双重作用。中国医疗卫生体制改革加强政府责任与引入市场机制，是为了更有效地配置医疗资源，从而达到社会相对公平。市场机制和政府计划从来就是相互依赖的调节手段，二者都存在靠自身力量无法克服的缺陷，所以有机结合、优势互补才能消除市场和政府的双重缺陷，确保其健康发展。我们要处理好政府调控与市场机制的关系，利用市场机制的积极作用，发挥政府的宏观调控职能，全面深化医药卫生体制改革，促进我国卫生事业发展，实现全面建设小康社会卫生目标。

三、深化医药卫生体制改革，全面建立中国特色基本医疗制度

（一）全面建立分级诊断制度

基于中国国情建立分级诊疗制度，是破解目前存在的看病难、看病贵的社会问题的有效方法。建立分级诊疗制度的核心是推进家庭医生签约服务。据介绍，上海市是全国率先开展家庭医生制度改革的地区，目前全市17个区（县）的245家社区卫生服务中心有近4000名家庭医生为936万名常住市民提供健康管理服务，占常住人口的48%，占户籍人口的55%。①如果没有分级诊疗制度的支撑，任何医疗卫生制度都可能会不堪重负，甚至无法正常运转。分级诊疗制度有助于推动建立管理紧密型城市医疗集团、县域医疗共同体、区域专科联盟、远程医疗协作等多种形式的医疗联合体，优化医疗资源结构和分布，明确各级各类医疗机构定位，形成科学合理的就医秩序，为居民提供一体化、连续性的健康管理和基本医疗服务。2018年，搭建形成"基层首诊、双向转诊、挤满分治、上下联动"的分级诊疗制度框架。2020年，分级诊疗服务能力全面提升，保障机制逐渐健全，基本建立符合国情的分级诊疗制度。

（二）健全现代医院管理制度

习近平总书记在十九大报告中指出，要让现代医院管理制度健全。现代医院管理制度是中国特色基本医疗卫生制度的重要组成部分，建立现代医院管理制度，要坚持以人民健康为中心，坚持公立医院的公益性，坚持政事分开、管办分开，坚持分类指导，鼓励探索创新，把社会效益放在首位，实行所有权与经营权分离，实现医院治理体系和管理能力现代化。到2020年，基本形成维护公益性、调动积极性、保障可持续的公立医院运行新机制和决策、执行、监督相互协调、相互制衡、相互促进的治理机制，促进社会办医健康发展，推动各级各类医院管理规范化、精细化、科学化，基本建立权责清晰、管理科学、治理完善、运行高效、监督有力的现代医院管理制度。②

（三）健全全民医疗保障制度

完善医保筹资和待遇调整机制。实施好城乡居民基本医保"六统一"政策，完善统一的城乡居民基本医疗保险制度和大病保险制度，加强制度间衔接。实现群众异地就医基本医保直接结算。逐步在公立医院推行按病种付费为主的复合型付费方式改革，同时推进临床路径管理。严格控制医疗费用过快增长。落实商业保险机构承办大病保险，支持其参与基本医保经办服务。③

（四）健全药品供应保障制度

药品供应保障制度是深化医改的五大基本制度之一，是"三医联动"的重要一环。完善并落实药品生产、流通、使用各个环节政策，鼓励新药开发，加快推进已上市仿制药质

①分级诊疗制度[EB/OL].https://baike.so.com/doc/25371171-26390861.html
②国务院办公厅.国务院办公厅关于建立现代医院管理制度的指导意见[EB/OL].http://www.gov.cn/zhengce/content/2017-07/25/content_5213256.htm
③编写组.党的十九大报告辅导读本[M].北京:人民出版社,2017:361.

量和疗效一致性评价，采取定点生产、市场撮合等措施，健全短缺药品供应保障机制。完善药品、耗材集中采购机制，推进国家药品价格谈判，推行药品采购"两票制"，减低虚高价格。完善基本药物制度，加强药品特别是抗菌药物的使用管理，严格控制"大处方"，规范用药行为。①

（五）建立健全综合管理制度

各级行政主管部门要创新管理方式，从直接管理公立医院转为行业管理，强化政策法规、发展规划、标准规范的制定和监督指导。构建集中、专业、高效的监督体系，实行全行业覆盖。强化事中事后监管，推行"双随机、一公开"，提高依法执业水平，主动接受社会监督。健全行业法规标准体系建设，强化医务人员依法执业、患者依法就医、医患纠纷依法处理，坚决打击涉医违法犯罪活动，形成全社会尊医重卫的氛围。②

①编写组.党的十九大报告辅导读本[M].北京:人民出版社,2017:361.
②编写组.党的十九大报告辅导读本[M].北京:人民出版社,2017:361.

参考文献

专著类：

[1]邱祥兴，孙福川.医学伦理学[M].北京：人民卫生出版社，2008.

[2]伍天章.医学伦理学[M].北京：高等教育出版社，2008.

[3]高桂云，郭琦.医学伦理学概论[M].北京：中国社会科学出版社，2009，10.

[4]王明旭.医学伦理学[M].北京：人民卫生出版社，2010.

[5]郑文清，胡慧远.现代医学伦理概论[M].武汉：武汉大学出版社，2010.

[6]张金钟，王晓燕.医学伦理学[M].北京：北京大学医学出版社，2012.

[7]郑文清，周宏菊.现代医学伦理学导论[M].武汉：武汉大学出版社，2012.

[8]郭楠，刘艳英.医学伦理学案例教程[M].北京：人民军医出版社，2013.

[9]孙福川，王明旭.医学伦理学[M].第四版.北京：人民卫生出版社，2013.

[10]孙慕义.医学伦理学[M].第三版.北京：高等教育出版社，2015.

[11]杨小丽.医学伦理学[M].北京：科学出版社，2015.

[12]崔瑞兰.医学伦理学[M].新世纪第二版.北京：中国中医药出版社，2017.

[13]习近平.决胜全面建成小康社会　夺取中国特色社会主义伟大胜利——在中国共产党第十九次全国代表大会上的报告[M].北京：人民出版社，2017.

[14]编写组.党的十九大报告辅导读本[M].北京：人民出版社，2017.

期刊类：

[1]温春峰，张燕，陆数程.古印度传统医学伦理思想的反思[J].中国医学伦理学，2008（01）：118-119.

[2]曹永福，陈晓阳.医药卫生体制改革中的伦理难题[J].山东社会学，2010（07）：150-153.

[3]熊万军，苏小霞.死亡教育及其意义[J].现代医药卫生，2011（18）：2810-2812.

[4]邢华，张汤杰.试论动物实验与动物伦理[J].科教文汇（上旬刊），2012（07）：88-90.

[5]段金宁，曹玺盛，朱慧芳，杨瑶.经验医学阶段的医德思想介绍[J].中国医药导报，2012（21）：164-165.

[6]蔡昱.对活体器官捐献者的保护原则及立法建议[J].山东大学学报（哲学社会科学版），2012（06）：9-15.

[7]杨国斌.现代医学伦理学面临的新挑战[J].医学研究生学报，2012（02）：113-118.

[8]万旭，郭玉宇.中国生命伦理学的当下难题及发展趋势分析[J].中国医学伦理学，2012（05）：563-566.

[9]董灿，张东奇.改革开放30年来医学伦理学的发展[J].医学与社会，2012（08）：1-3.

[10]王洪奇.中国医学伦理学发展30年若干问题的反思[J].中国医学伦理学，2012（01）：18-21.

[11]张洪松，兰礼吉.医学人体实验中的知情同意研究[J].东方法学，2013（02）：126-134.

[12]袁廷东，毛坤，袁岳沙.我国医患关系紧张背后的医疗体制问题及对策[J].中国医院，2014（09）：60-62.

[13]侯胜田，王海星.国外医患沟通模式对我国和谐医患关系构建的启示[J].医学与社会，2014（02）：51-54.

[14]艾容.古希腊时期医德思想评述[J].黑龙江史志，2014（15）：373-374.

[15]陈倩雯，郑红娥.国内外医患关系研究述评[J].医学与哲学（A），2014（03）：44-48.

[16]王林，沈坤荣，唐晓东.医患关系内涵及模式：基于社会交换理论的研究[J].医学与哲学（A），2014（03）：49-51.

[17]孙福川，任守双，任华玉.医学人本论构建论纲——兼论我国当代医学伦理核心价值观与欧美生命伦理"四原则"[J].医学与哲学（A），2015（09）：11-16.

[18]丛亚丽，唐健.医学人文教育如何走向"靶向治疗"——记医学伦理学、医患沟通和医师职业教育研讨会[J].医学与哲学（A），2015（05）：96-97.

[19]黄山，许畅，邹旭辉，朱明，嵇承栋.实验动物伦理研究进展[J].医学综述，2015（01）：66-68.

[20]侯雪梅.人体医学试验中受试者知情同意权研究[J].西部法学评论，2015（05）：51-58.

[21]方志伟.关于我国器官移植供体制度的法律思考[J].中国卫生事业管理，2015（12）：929-930，939.

[22]刘长秋，何家华.论我国器官移植面临的新形势及其立法需求[J].东南法学，2015（01）：10-15.

[23]马菁.人体器官移植若干问题研究[J].法制与社会，2015（30）：44-46.

[24]李媛.人体器官移植中分配机制公平性检讨[J].兰州大学学报（社会科学版），2015（04）：118-124.

[25]沈雪君，胡洪林.在医学生中开展死亡教育的意义及策略研究[J].现代职业教育，2016（17）：129.

[26]郑志，司晶，李志军，舒涛，徐哲，张亮，黄伟，叶啟发.人体器官捐献协调员的现状与素质要求[J].武汉大学学报（医学版），2016（04）：680-682.

[27]黎丽芬.浅析遗传病的诊断及治疗[J].中国实用医药，2017（01）：191-193.

[28]黄伟，叶啟发，曾承.中国器官移植伦理学问题现状及研究进展[J].武汉大学学报（医学版），2017（06）：939-942.

[29]严佳垒，袁蕙芸.我国活体器官捐献的伦理问题研究[J].中国医学伦理学，2017（05）：589-593.

[30]张建莹，张盼盼，施媛娇，何强.我国器官移植的家庭影响因素与对策研究[J].中国医学伦理学，2017（02）：237-240.

[31]张旭.论我国器官移植中的若干法律问题[J].河北企业，2017（02）：120-121.

[32]吴洪斌.医患沟通与话语竞合：新媒体环境下医患关系的话语沟通[J].山东社会科学，2017（12）：116-121.

其他类：

[1]联合国教科文组织.《人类基因组与人权问题的世界宣言》[Z].1997-11-11.

[2]国际移植学会和国际肾病学会.《伊斯坦布尔宣言》[Z].2008-05-02.

[3]第十八届世界卫生大会.《赫尔辛基宣言》[Z].1964.

[4]第二十九届世界卫生大会.《东京宣言》[Z].1975-10.

[5]国家科学技术部和卫生部.《人胚胎干细胞研究伦理指导原则》[Z].2003-12.

[6]国际人类基因组组织伦理委员会.《国际人类基因组组织伦理委员会关于克隆的声明》[Z].1999.